Teebaumöl-Fibel

Natürlich heilen und pflegen

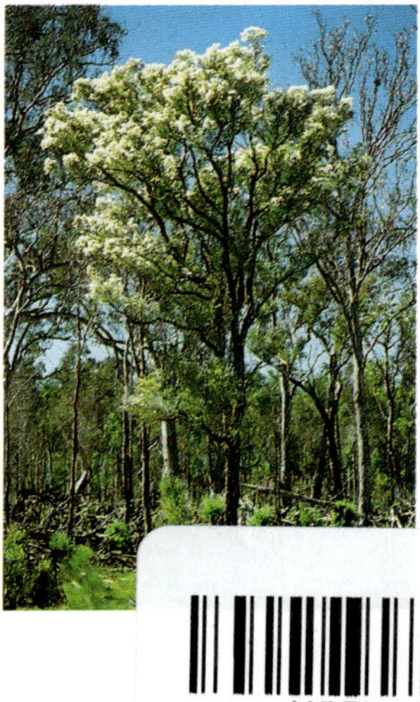

NAUMANN & GÖBEL

Wichtiger Hinweis:

Dieses Buch wurde nach dem aktuellen Wissensstand sorgfältig erarbeitet. Dennoch erfolgen alle Angaben ohne Gewähr. Der Verlag haftet nicht für eventuelle Nachteile und Schäden, die aus den im Buch gemachten praktischen Hinweisen resultieren.
Die in diesem Buch enthaltenen Ratschläge ersetzen nicht die Untersuchung und Betreuung durch einen Arzt. Vor Durchführung einer Selbstbehandlung sollte ein Arzt konsultiert werden, insbesondere wenn Sie an Gesundheitsbeschwerden leiden, regelmäßig Medikamente zu sich nehmen oder schwanger sind.

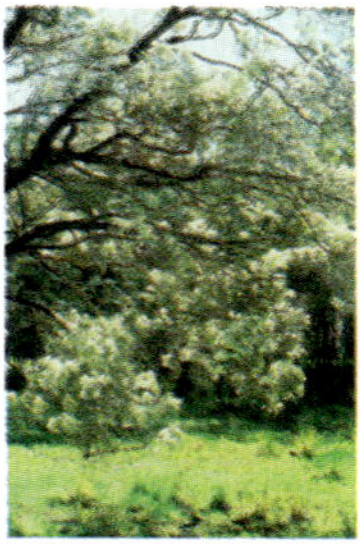

Naumann & Göbel Verlagsgesellschaft mbH
in der VEMAG Verlags- und Medien Aktiengesellschaft, Köln
Autor: Joachim Breschke
Umschlagmotive: Bera Naturprodukte, Rheine (1); Botanischer Garten München (4); Neumond, Düfte der Natur GmbH, Herrsching (2); Bild-Archiv Okapia KG, Frankfurt a. M. (4); Waschbär Umweltprodukt-Versand, Freiburg (7)
Gesamtherstellung: Naumann & Göbel Verlagsgesellschaft mbH, Köln

Dieses Werk berücksichtigt die neue deutsche Rechtschreibung

ISBN 3-625-10812-7

INHALT

DIE ENTDECKUNG DES TEEBAUMÖLS

Ein Gesund-brunnen

An der Ostküste Australiens gibt es einen See, der wahre Wunder wirken soll. Sein Wasser ist bräunlich gefärbt wie frisch gebrühter Tee. Seit grauer Vorzeit kommen die Aborigines, die Ureinwohner Australiens, an diesen See und baden darin, wenn sie krank oder verletzt sind. Es dauert nicht lange, bis sich erste Besserung einstellt und sie wieder gesund werden.

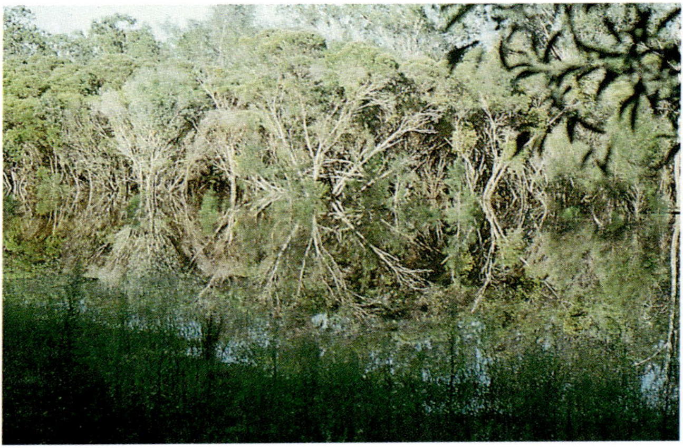

Berichte von wundersamen Heilungen verbreiteten sich schnell in der ganzen Region, so dass man an den Badeort pilgerte wie heute zu den Bädern mit Heilquellen. Das Geheimnis des therapeutisch so vielfältig

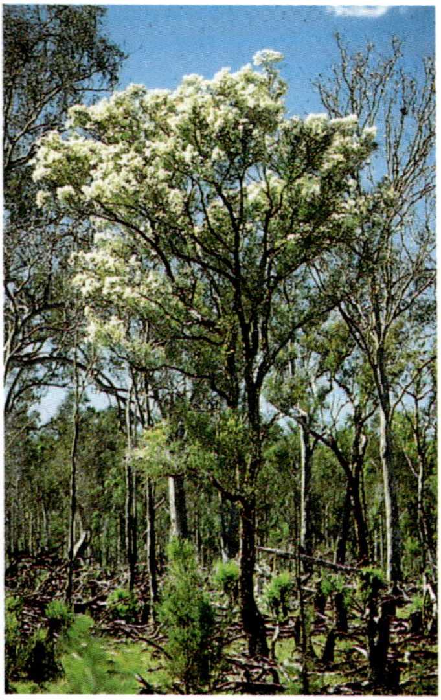

heilenden Wassers wurde erst in den letzten Jahrzehnten gelöst: Nahe dem Ufer stehen zahllose Teebäume, die ihre Blätter und Zweige in das Wasser fallen lassen. Sie lösen sich darin langsam auf und das in ihnen enthaltene ätherische Öl breitet sich in einer dünnen Schicht auf dem Wasserspiegel aus. Das Teebaumöl mischt sich nicht mit Wasser, aber seine Wirkung scheint oft noch stärker zu sein, wenn es als Dampf und Duft einwirken kann.

Der wahre Teebaum

Den englischen Seefahrern scheint früher auf den langen Weltreisen offenbar hin und wieder der Teevorrat ausgegangen zu sein. Da sie einer so leidenschaftlich Tee trinkenden Nation angehören, gingen sie überall, wo sie landeten, auf die Suche nach Blättern, aus denen sich ein Teegetränk aufbrühen ließ. Wenn sie eine solche Pflanze gefunden hatten, wurde sie schlicht *Teebaum* genannt. So kommt es, dass es zahlreiche botanische Arten gibt, die den Namen *Tea Tree,* zu deutsch Teebaum tragen. Sie haben nichts mit dem australischen Teebaum *Melaleuca alternifolia* (s. Abb. oben) zu tun, der allein das therapeutisch wirksame Teebaumöl liefert, von dem im Folgenden die Rede sein wird.

In alten Aufzeichnungen wird berichtet, dass sich aus den aufgekochten Blättern dieser Art ein »angenehm würziger Tee« herstellen ließe. Wer einen solchen Aufguss allerdings probieren würde, müsste feststellen, dass er einfach scheußlich schmeckt. Selbst das Gurgeln mit nur wenigen Tropfen Teebaumöl ist alles andere als ein erhebendes Geschmackserlebnis. Der Duft allerdings ist keineswegs gewöhnungsbedürftig, sondern ausgesprochen angenehm.

DIE BOTANISCHE EINORDNUNG

An der Entdeckungsreise des englischen Kapitäns James Cook nahm auch der Botaniker Sir Joseph Banks teil. Er ordnete diesen einzig wahren Teebaum den Myrtengewächsen Myrtaceae zu. Der Teebaum ist also nahe verwandt mit dem Eukalyptusbaum (s. Abb. rechts), dem Nelkenpfeffer und den Gewürznelken – alles stark aromatische Gehölze, die selbstständige Gattungen wie die Myrtenheide Melaleuca bilden. Auch in der Familie der Myrtengewächse gibt es Pflanzen, aus denen sich Öl produzieren lässt, das medizinisch genutzt werden kann.

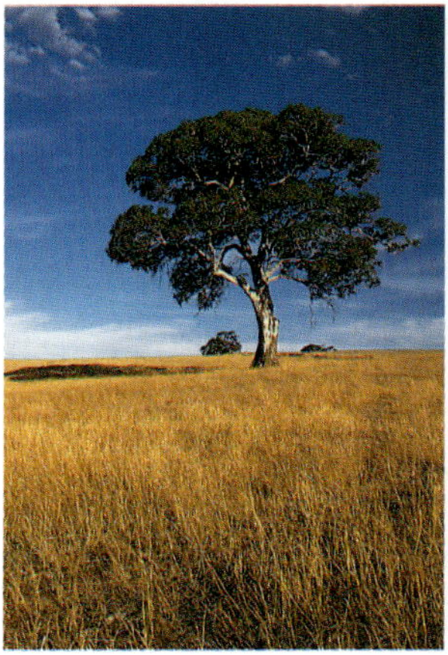

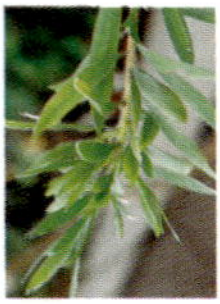
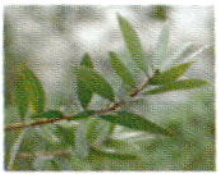
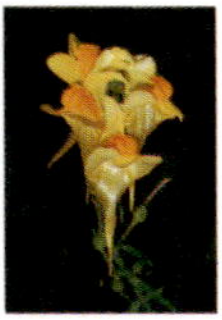
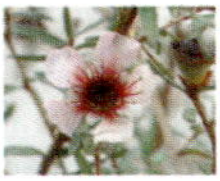

Dazu gehören z. B. Melaleuca cajeputi (Cajeput), Melaleuca viridiflora (besser bekannt als Niaouli), Melaleuca linariifolia nach dem hier vorkommenden Leinkraut oder Leptospermum coparium (Manuka). (Abbildungen links von oben nach unten). Wenn im Folgenden von *Teebaum* die Rede ist, ist jedoch immer nur der eigentliche Teebaum, der Melaleuca alternifolia gemeint.

Der botanische Name der Gattung *Melaleuca* ist griechischen Ursprungs und bedeutet schwarz-weiß. Er bezieht sich auf die helle Rinde des Stamms und die dunklere der Äste. Der Artname *alternifolia* heißt »mit wechselständigen Blättern«, also abwechselnd (alternierend) ein Blatt auf dieser, das nächste auf der anderen Seite des Triebs.

Baum oder Strauch?

Allein die Wuchsform bestimmt, ob ein Gehölz als Baum oder Strauch bezeichnet wird. Wild wachsende Teebäume haben zwar kurze, tief unten verzweigte Stämme, sind aber eindeutig als Baum erkennbar. Sie können sechs bis acht Meter hoch werden. Die in Plantagen gezogenen Pflanzen sind ebenso eindeutig Sträucher, die am Boden geschnitten werden, sobald sie eineinhalb bis zwei Meter hoch sind. Dort verzweigen sie sich buschartig. Diese Plantagen sind durchaus mit den Obstanbaugebieten in der Rheinebene vergleichbar, wo Obstbäume auch als Sträucher gezogen werden.

Die Hauptmerkmale

Der Teebaumstamm ist hell- bis dunkelbraun und von lockerer, aufgeplatzter Rinde umgeben, ähnlich wie bei der Birke. Die immergrünen Blätter sind schmal wie Kiefernnadeln und stehen in büscheligen Quirlen rund um die Zweigspitzen. Die stark duftenden Blüten sind keineswegs so unscheinbar wie sie oft beschrieben werden. Die sehr kleinen Blätter stehen mit vielen cremeweißen Blütenblättern in dichten Ähren rund um die Zweigspitzen. Noch sehr viel kleiner sind die staubfeinen, graubraunen Samen, von denen bis zu 40.000 auf ein Gramm gehen sollen.

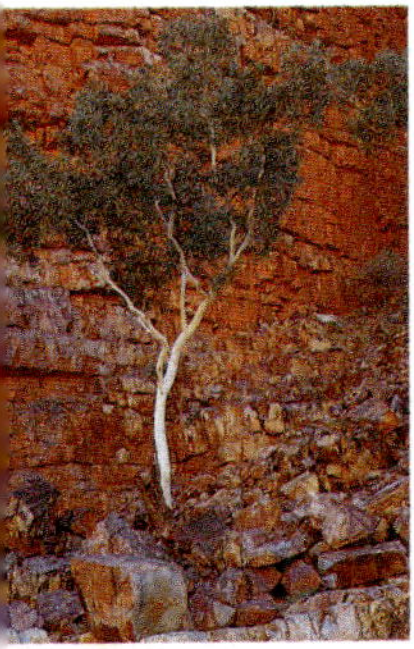

Keine hohen Ansprüche

Aus seiner Heimat, der Ostküste Australiens, bringt der Teebaum ebenso wie der Eukalyptus (s. Abbildung links) seine große Robustheit mit. Er kommt in der stehenden Nässe an Teich- und Flussufern zurecht, hält aber auch die heiße Trockenzeit im südlichen Sommer aus, wenn der lehmige Boden hart und ausgedörrt ist. Gegen Schädlinge hat der Teebaum ein ganzes Arsenal von Schutzstoffen entwickelt, wie z. B. die ätherischen Öle in den Blättern.

Die wertvollen Wirkstoffe im Teebaumöl sind bakterizid und fungizid, töten also Pilze und Bakterien. Ob sie auch viruzid, d. h. wirksam bei Viruserkrankungen sind, ist noch nicht hinreichend nachgewiesen. Wirkstoffe sind indessen nur in den Blättern enthalten.

Sogar ein Buschbrand kann diese robuste Pflanze nicht ausrotten. Selbst wenn die oberirdischen Triebe bis zum Boden weggebrannt sind, kommen aus den Wurzeln alsbald neue Sprossachsen. Kniehohe Stammstummel, die dann tatsächlich schwarz aussehen, treiben aus der verbrannten Rinde dichte Büschel frisches Grün. Brandrodung nützt also nichts, wenn Flächen als Viehweide oder Ackerland abgeholzt werden sollen. Um zu verhindern, dass kleinste Reste wieder neu austreiben, müssen die Wurzeln bis zur letzten Spitze ausgegraben werden.

Die Wildernte

Diese ungeheure Lebenskraft des Teebaums ist auch der Grund dafür, dass die wild wachsenden Bäume keineswegs Schaden nehmen, wenn sie immer wieder mit Macheten kahl geschlagen werden. Im Gegenteil, man hat oft den Eindruck, dass sie nach der Blattrasur um so wüchsiger treiben. So gibt es Teebaumbestände, die seit mehr als 50 Jahren regelmäßig bis auf das nackte Holz zurückgeschnitten werden und einwandfreies Öl liefern. Allerdings geht mit den Jahren die Ölmenge und -qualität langsam zurück.

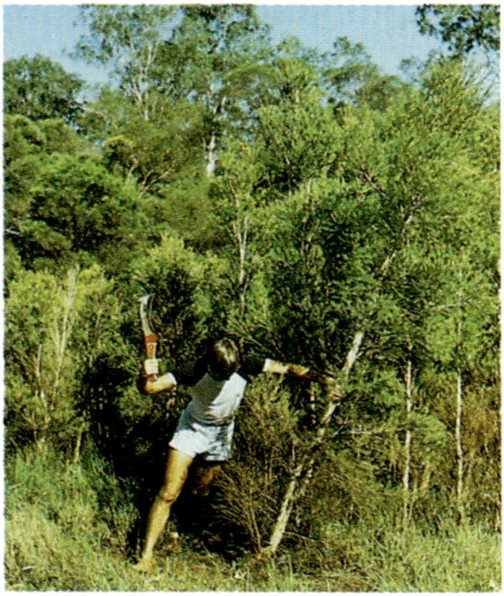

Wie alt die Bäume insgesamt werden können, ist schwer zu schätzen. Man geht im Allgemeinen von etwa 100 Jahren aus.

TEEBAUMÖL ALS HEILMITTEL

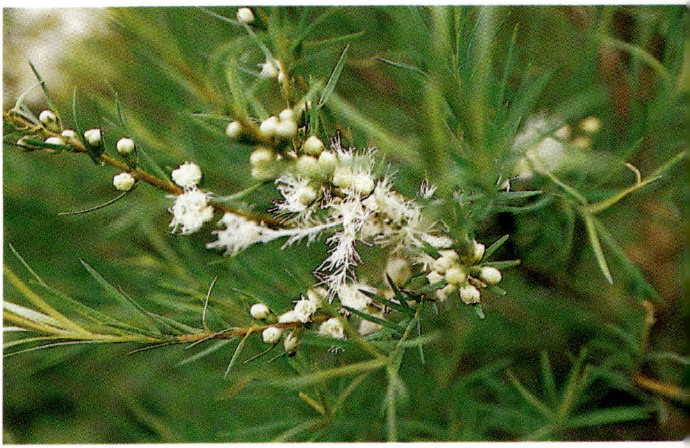

Heilmethoden der Aborigines

Die Ureinwohner Australiens vertrauten sich bei ernsthaften Erkrankungen oder Verletzungen dem Medizinmann an. Nur besonders veranlagte Männer durften Medizinmann werden. Diese konnten das urzeitliche Schöpfungsgeschehen noch im Traum nachvollziehen. In Geschichten, Erzählungen und Liedern gaben sie ihr großes Wissen über die Schöpfungsmythen, aber auch ihr naturheilkundliches Wissen weiter.

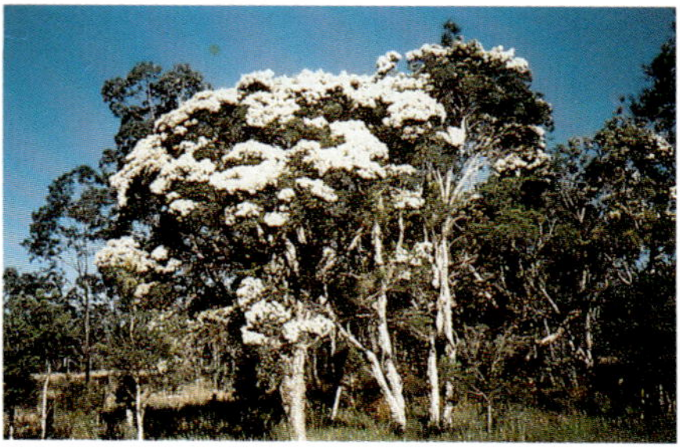

Die Aborigines waren aber auch schon seit Zehntausenden von Jahren in der Lage, sich selbst zu behandeln. Sie verwendeten dazu hauptsächlich Teeaufgüsse von ätherischen Ölen aus Eukalyptusbäumen und Myrtenheiden. So wie wir heute noch gegen Erkältungen und Entzündungen der Atemwege Kamillentee trinken, haben sie im Lande der Myrtengewächse den Duft des Teebaums inhaliert. Mit Extrakten des Teebaums wurden Kopfschmerzen, Verletzungen, Insektenstiche, Brandwunden, Vergiftungen, Zahnschmerzen, Verdauungsstörungen und andere Beschwerden behandelt.

Die Blätter wurden zu einem Brei zerdrückt, wie bei einer Kompresse auf die schmerzenden Körperstellen aufgetragen und mit einem Lehmbrei, Baumrinde oder Pflanzenblättern abgedeckt. Andere Behandlungsmethoden sind mit den heutigen Anwendungen in der Aromatherapie vergleichbar. Die Blätter des Teebaums und anderer Arten der Myrtenheide wurden unter den Kopf gelegt, in die Nase gestopft oder verbrannt und der aromatische Rauch eingeatmet, wie es auch heute noch in den Rauchtherapien geschieht. Sogar Salben aus Tierfetten wurden mit aromatischen Pflanzenteilen vermischt und bei Erkrankungen aufgetragen.

Seeleute, Soldaten und Siedler

Ende des 18. Jahrhunderts begannen die Engländer, den fünften Kontinent zu besiedeln. Je weiter sie in das Landesinnere vordrangen, um so mehr waren sie ohne jegliche medizinische Betreuung auf die Selbstbehandlung angewiesen. Es war ein hartes Leben voller Gefahren, in dem man nur überleben konnte, wenn man sich selbst zu helfen wusste. Das lernten sie von den Aborigines und spürten am eigenen Leibe die Segnungen des Teebaums.

Die Apotheke in der Hosentasche

Australische Soldaten und Siedler trugen noch im Zweiten Weltkrieg bisweilen ein kleines Fläschchen Teebaumöl bei sich, um Verletzungen und Infektionen an Ort und Stelle sofort behandeln zu können. Die größeren Mengen konnten natürlich nicht aus den kleinen Destillerien im australischen Busch geliefert werden. Denn aus einer Tonne geernteter Blätter können nur etwa sieben bis zehn Kilo Teebaumöl gewonnen werden. Es mussten Plantagen angelegt werden, die es dann in großen Raffinerien erst in den letzten Jahren bis auf eine Jahresproduktion von eintausend Tonnen brachten.

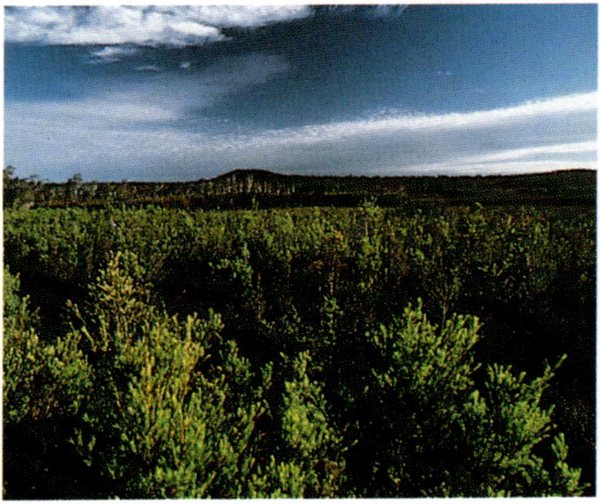

Im kultivierten Anbau braucht man rund 150 Bäume, um einen Liter Öl zu gewinnen. Das entspricht etwa 50 m^2 Anbaufläche. Je nach Niederschlagsmenge kann jedes Jahr einmal geerntet werden, sobald die Büsche knapp 2 m hoch sind. In trockenen Jahren kann es auch ein Vierteljahr länger dauern. Einige Anbauer reißen die Pflanzen schon nach zwei Jahren aus der Erde, andere sind vernünftiger und schneiden sie 10 cm über dem Wurzelhals ab. Das ergibt wesentlich stabilere Pflanzen, die dadurch länger abgeerntet werden können.

AUF DEN TEEBAUM-PLANTAGEN

Die Nachfrage nach Teebaumöl ist zur Zeit auf ihrem Höhepunkt angelangt. Diese Steigerung kam allerdings nicht kontinuierlich zustande, sondern wurde durch die Erfindung des Penicillins und anderer antibiotischer Mittel unterbrochen. Nach Kriegsende wollte niemand mehr etwas von Teebaumöl wissen, die Absatzzahlen fielen praktisch auf Null. Erst in den späten sechziger Jahren besann man sich auf die sanfte Medizin mit naturreinen Medikamenten. Im Zuge dieser Entwicklung boomten die Teebaumpflanzungen wieder.

Langwierige Aufzucht

Bevor die Teebäume ihre volle Widerstandsfähigkeit entwickeln, sind sie ausgesprochen empfindliche Jungpflanzen. Erst müssen geeignete Samenspender gefunden werden, aus denen zunächst eine erste Population heranwächst. Aus dieser müssen die besten Nachkommenschaften ausgelesen werden. Die wüchsigsten und robustesten werden in späteren Jahren gekreuzt, um die beste Ölqualität zu erzielen.

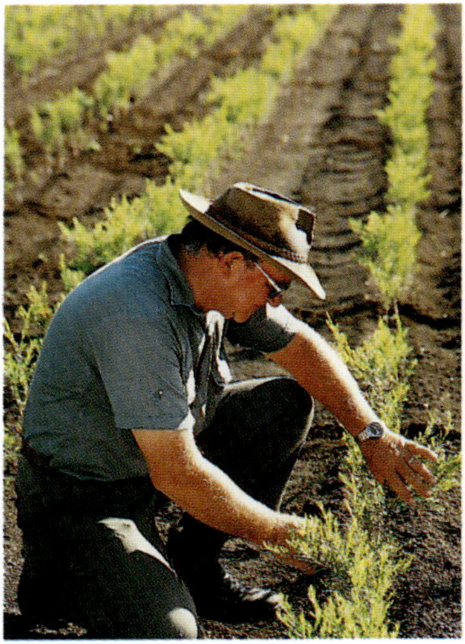

Diese Jungpflanzen werden dann auf ihre Inhaltsstoffe hin analysiert. Danach gilt es, möglichst konstante Gehalte an genau definierten sekundären Pflanzenstoffen heranzuzüchten. Wieder geht es über Jahre auf die Versuchsparzellen mit zahllosen Kreuzungen, Gütebeurteilungen von Boden und Pflanzen (Bonitierungen) und Vermehrungen an den unterschiedlichsten Standorten. Danach vergehen Jahre intensiven Anbaus mit scharfen Selektionen, um zu klären, ob die Leistungen der ersten Generation auf die Dauer erhalten bleiben.

Deshalb dauert es lange, bis ein homogenes, klima- und standortgerechtes Saatgut gewonnen wird. Erst dann ist es möglich, mit Stecklingen die weitere vegetative Vermehrung des Pflanzgutes zu beginnen.

Krasse Unterschiede

Erschwert wird die Züchtungsarbeit dadurch, dass die Prozentzahlen der wertvollsten Inhaltsstoffe je nach Jahreszeit, Bodenart und -feuchte, Klima und Höhe des Standorts über dem Meeresspiegel sowie anderen Einflüssen stark schwanken. So kann der Anteil eines wichtigen Wirkstoffes des Teebaumöls, das Cineol, bei verschiedenen Pflanzen aus einer botanisch identischen Population zwischen 6 und 16 Prozent schwanken. In anderen Fällen hat man Unterschiede zwischen 2 und 65 Prozent gemessen. Im Sommer sind die Werte in den Blättern allgemein höher als im Blattwerk, das während des Winters geerntet wird.

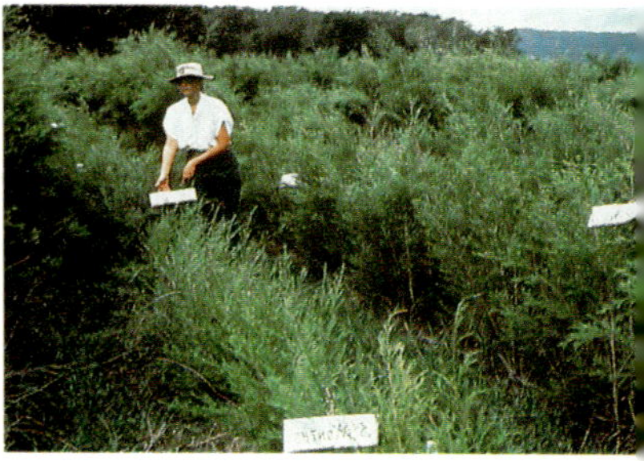

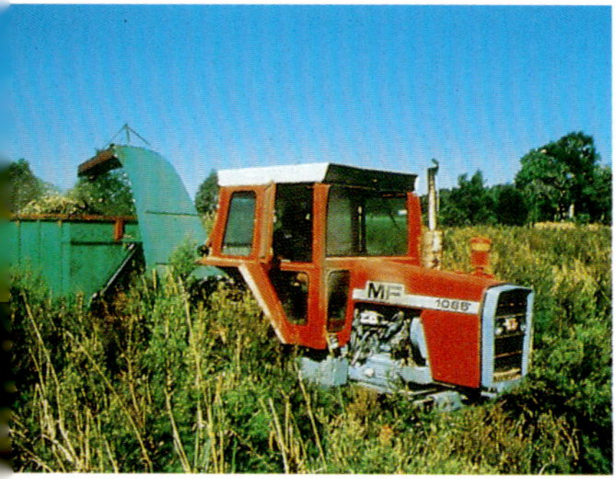

Nach den neuen Qualitätsstandards der australischen Gesundheitsbehörde soll der Cineol-Gehalt 15 % nicht übersteigen. Die hochwertigsten Öle dürfen jedoch nicht einmal einen Anteil von 5 % haben.

Mit heißem Dampf

Bei der »wilden Ernte« im Busch mussten die Blätter an Ort und Stelle mit Wasserdampf destilliert werden. Das geschah in primitiven Kesseln, unter denen ein Holzfeuer brannte. Der heiße Dampf strömte durch die Blätter, ließ die Ölbläschen platzen und wurde anschließend in gewundenen Rohrleitungen abgekühlt. In einem Auffangbehälter setzte sich das leichtere Öl an der Oberfläche ab und konnte abgeschöpft oder abgesaugt werden. Im Prinzip geschieht heute dasselbe in den riesigen Destillerien, in denen die Ernten der umliegenden Plantagen zentral zu Öl gemacht werden.

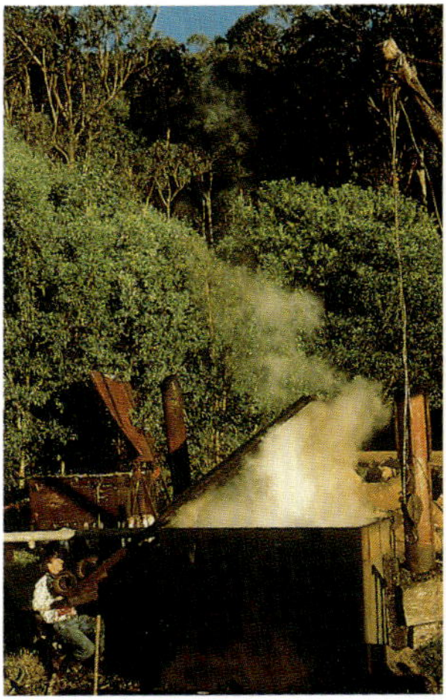

INHALTSSTOFFE UND DOSIERUNG

Drei oder dreizehn Mal?

Susan Drury, eine australische Autorin, die selbst in der Teebaumölproduktion mitgearbeitet hat, veröffentlichte in ihrem Buch »Die Geheimnisse des Teebaums«, dass der Chemiker Arthur Penfold in Sydney die stark antiseptischen Wirkstoffe des Teebaumöls untersucht habe und 1925 zu dem Ergebnis gekommen sei, »dass Teebaumöl dreimal stärkere antiseptische Wirkstoffe aufweist als Karbolsäure (Phenol), das damals übliche Antiseptikum«. In deutschen Büchern über Teebaumöl der folgenden Jahre ist daraus eine »dreizehn Mal stärkere Wirkung als Karbolsäure« geworden. Einiges spricht dafür, dass hier ein Übersetzungsfehler im Spiel ist. Gerade bei den Aussagen zu Phenol schwanken die Angaben zwischen 2 und über 90 Prozent, so dass es wenig Sinn macht, sich hier festzulegen oder gar Mittelwerte zu bilden.

Inhaltsstoffe

Das Teebaumöl ist ein derart komplexes Gemisch zahlreicher Inhaltsstoffe, dass sich die Wissenschaftler noch nicht einig werden konnten, wie viele es überhaupt sind. Da ist von 20 die Rede, andere meinen 48 gezählt zu haben, manche glauben sogar 70 oder 100.

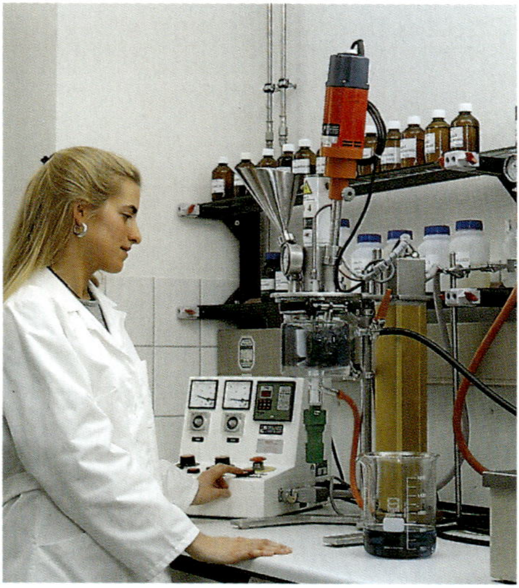

Aber die genaue Anzahl spielt in der Praxis keine große Rolle. Im Grunde kommt es nur auf zwei Bestandteile an: das Cineol und die Terpene. Weil es auch davon wieder mehrere gibt, müssen sie genauer als 1,8-Cineol und Terpinen-4-ol bezeichnet werden.

Teebaumöl-Analysezertifikat*

Eigenschaften	
Farbe	klar, leicht gelblich
Geruch	medizinisch, kampferartig
Geschmack	scharf
Konsistenz	flüssig
Auswertung der Gaschromatographie	
α-Pinene	2,513 %
Limonene	1,124 %
γ-Terpinene	21,42 %
α-Terpineol	2,701 %
δ-Cadinene	1,00 %
Sabinene	0,302 %
π-Cymene	2,614 %
Terpinolene	3,402 %
Aromadendrene	1,31 %
Globulol	0,703 %
α-Terpinene	9,401 %
1,8-Cineol	2,50 %
Terpinen-4-ol	40,10 %
Ledene	1,014 %
Viridiflorol	0,302 %

* nach media perform

Allgemein bevorzugen Einkäufer von Teebaumöl Produkte mit geringerem Cineolanteil. Sie fürchten, dass es ein Reizstoff oder Widersacher sein könne. Was ist richtig daran? Tatsächlich ist Cineol ein anregendes ätherisches Öl, das die Absonderung von Speichel, Magensaft und Darmsekret anregt. Dr. Erwin Häringer (im Forum für Aromatherapie) weist darauf hin, dass höhere Dosen ab 10 g lähmend auf das Nervenzentrum wirken, Blutdruck, Atemfrequenz und Temperatur sinken. Es können Kreislaufschwäche, Herzschwäche und -kollaps folgen. Bei fortgesetztem Gebrauch reizt es Gewebe und Organe, durch die es ausgeschieden wird, Haut, Schleimhaut und Nieren. In toxischen Dosen ist es ein narkotisches Gift, das unter Umständen zur Atemlähmung führen kann.

Auf die Dosis kommt es an

Nach dem alten Grundsatz von Paracelsus hängt es jedoch von der Dosis ab, ob eine Substanz giftig oder heilsam ist. Deshalb wird Cineol seit vielen Jahren ohne Risiken und Nebenwirkungen in Salben und anderen Produkten, die auf der Haut angewendet werden, eingemischt. In zahlreichen Versuchen wirkte es in 16%iger Konzentration als Vaselin unter Verband auch nach 48 Stunden nicht hautreizend. Man hat die Dosen in klinischen Studien auf über 28 % in weichem, weißen Paraffin erhöht – keine Reaktion.

Allergische Reaktionen

Andere Arten der Hautreizung werden allgemein als allergisch bezeichnet. Tatsächlich gibt es Menschen, die

Teebaumöl nicht vertragen – nicht sehr viele, aber in Versuchen waren es doch 3 von 200, also 1,5 %. An ihnen hat man weiter untersucht, auf welche Bestandteile sie allergisch reagieren. Aus den veröffentlichten Untersuchungsergebnissen geht hervor, dass Cineol offenbar nicht mehr allergische Hautreizungen verursacht als irgendein anderer Inhaltsstoff des Teebaumöls.

Test für Allergiker

Ob man allergisch auf Teebaumöl reagiert, lässt sich leicht feststellen: Ein Tropfen unverdünntes Öl wird auf die Innenseite des Unterarms gestrichen. Ergibt sich eine Hautreizung, ist von der Verwendung abzusehen. Es wird an dieser Stelle ausdrücklich darauf hingewiesen, dass Teebaumöl nicht mit Augen und Schleimhäuten in Berührung kommen und auf keinen Fall innerlich angewendet werden darf.

Das richtige Verhältnis

Mit ausgeklügelten Methoden ist versucht worden, das Verhältnis des Cineols zu dem wichtigsten aktiven Bestandteil Terpinen-4-ol (Molekülstruktur s. Abb. rechts) zu klären. Dabei hat sich herausgestellt, dass Cineol bis zu 30 % keine nachteilige Wirkung hat. Im Gegenteil: Eigentlich sei es sogar zu einer leichten Zunahme der Aktivität, also einem unterstützenden Effekt gekommen, wenn die Konzentration von Cineol zwischen 20 und 30 % gelegen habe. Auf Testorganismen wirkten diese hohen Konzentrationen nicht schädlicher als bei dem Minimum von 1,5 %.

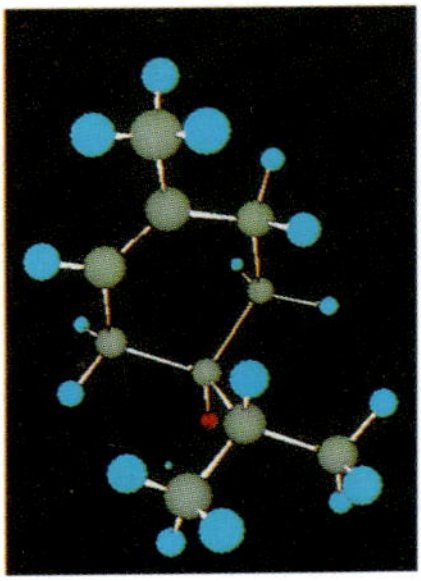

Es kann deshalb als gesichert gelten, dass Cineol im Teebaumöl dessen Wirksamkeit keineswegs abschwächt, womöglich sogar steigert, jedenfalls die pilzabtötende Aktivität. Cineol-Werte von 1,8 bis 1,2 % haben praktisch keine Wirkung mehr.

QUALITÄTSKRITERIEN

Der australische Standard

Nach wie vor gelten weiterhin die Standards der australischen Gesundheitsbehörde (AS 2782-1985), nach denen der 1,8-Cineol-Gehalt unter 15 % und der Terpinen-4-ol-Gehalt über 30 % liegen muss. Darüber hinaus haben die Biological Farmers of Australia (BFA), die Dachorganisation der Plantagenbetreiber mit kontrolliertem biologischem Anbau (kbA), eine ganze Reihe weiterer Qualitätskriterien aufgestellt:

- **Zertifikat Organic A:** Diese Bestnote wird nur für hochwertiges Öl aus kontrolliertem biologischen Anbau verliehen, das unter 3,5 % Cineol und über 35 % Terpinen-4-ol enthält.
- **Zertifikat Organic B:** Die gleichen Prozentzahlen gelten für Teebaumöl aus Plantagen, die gerade auf kontrollierten biologischen Anbau umgestellt werden.
- **Buschöl:** Das »Bush tea tree oil« stammt von wild

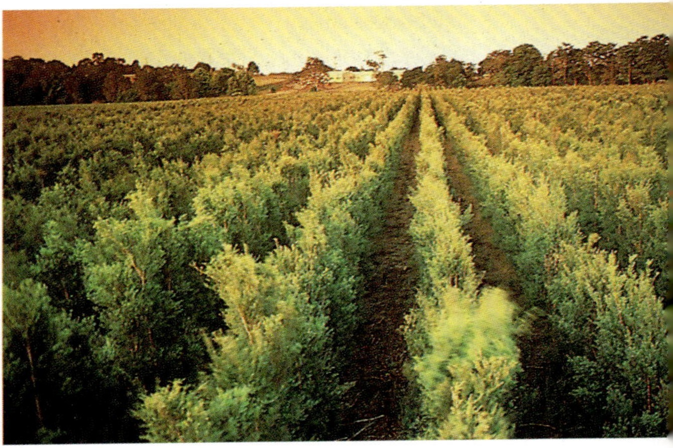

wachsenden Bäumen und wird deshalb von Naturschützern abgelehnt und von Plantagengegnern bevorzugt. Es gibt einige Argumente für beide Seiten. Tatsache ist, dass Wildwuchsöl von unterschiedlichster Qualität ist. Es ist auch keineswegs sicher, dass dort keine chemischen Stoffe aus benachbarten, beweideten oder landwirtschaftlich genutzten Flächen einsickern. Damit die Gehalte im Öl mit den vorherigen Qualitätsstufen übereinstimmen, werden die Ernten gemischt, was nach den Bestimmungen erlaubt ist und die Qualität nicht mindert.

- **Chemiefrei:** Als »Chemical free« dürfen nur solche Öle bezeichnet werden, die aus Blättern gewonnen wurden, die nicht mit synthetischen Pestiziden behandelt worden sind. Das wird nicht kontrolliert, sondern nur von den Herstellern garantiert. Die Gehalte sind dieselben wie bei A und B.

- **Kosmetiköl:** »Cosmetic oil« sollte besonders gut riechen, während die Prozentzahlen der beiden wichtigsten Wirkstoffe zumindest normalerweise einzuhalten sind.

- **Pharmazeutisches Öl:** Auch von »Pharmaceutical oil« werden die üblichen Gehalte verlangt, nicht jedoch der Nachweis, dass keine synthetischen chemischen Pflanzenschutzmittel beim Anbau eingesetzt wurden.

- **Technisches Öl:** »Technical oil« für Reinigungsmittel, Seifen und Haustierpflege braucht nur die Grenzwerte unter 10 % Cineol und über 30 % Terpinen-4-ol einzuhalten.

- **Industrieöl:** »Industrial oil« für Reinigungs- und Desinfektionsmittel soll unter 15 % Cineol und über 30 % Terpinen-4-ol enthalten.

Haltbarkeit Das spezifische Gewicht des Teebaumöls liegt bei 20 °C um 0,9, der Flammpunkt, der die Entzündungstemperatur von Dämpfen brennbarer Flüssigkeiten misst, liegt zwischen 57 und 60 °C, die Zündtemperatur bei 72 °C und der Siedebereich reicht von 116–265 °C. Es kann demnach unter Seifenmasse gemischt werden, ohne sich zu verändern. Es ändert sich überhaupt nur sehr langsam, weil es sich selbst konserviert. Nur Sauerstoff und ultraviolettes Licht können mit der Zeit die Qualität vermindern. Deshalb wird es immer in braunen Fläschchen verschlossen und kühl aufbewahrt. So hält es sich viele Jahre lang.

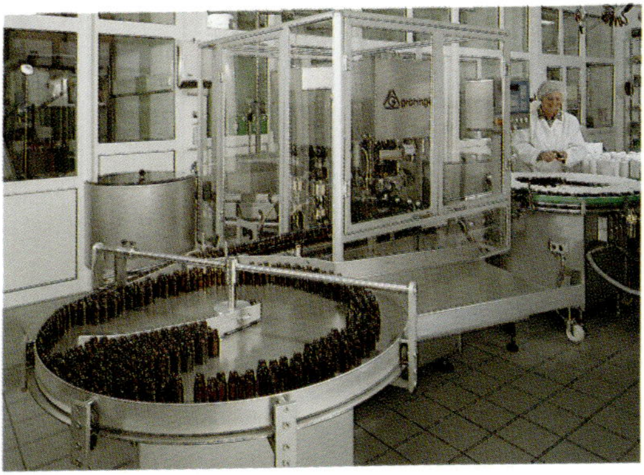

Der Kauf von Teebaumöl

Die »Deutsche Apotheker-Zeitung« vom 18. Dezember 1997, Nr. 51/52, berichtet unter der Überschrift »Aromatherapie à la Verbrauchermarkt« über Fälschungen von ätherischen Ölen, auch beim Teebaumöl: »Die Prüfung auf wasserlösliche Anteile nach DAB 1997 ergab, dass die Teebaumölproben zu je etwa 80 % mit wasserlöslichen Substanzen verschnitten waren.«

Das sind grobe Fälschungen, die nicht mit der jeweiligen Deklaration übereinstimmen. Es ist deshalb sinnvoll, sich an ein garantiert reines Teebaumöl zu halten.

Um beim Einkauf sicherzugehen, kein verfälschtes Teebaumöl zu bekommen, sollte man auf folgende Merkmale achten:

Auf der Verpackung oder dem Etikett muss der volle botanische Name *Melaleuca alternifolia* aufgedruckt sein; denn es gibt zahlreiche andere Melaleuca-Arten, die weniger wirksame Öle produzieren.

Damit es hundertprozentig naturbelassen ist, sollte das Öl nach Möglichkeit aus kontrolliertem biologischem Anbau stammen, Kurzbezeichnung kbA oder 100 %.

Da Teebäume in der Zwischenzeit auch in mehreren anderen Ländern angebaut werden und dort keine ebenso strenge Kontrolle wie in Australien stattfindet, sollte das Herkunftsland aufgedruckt sein.

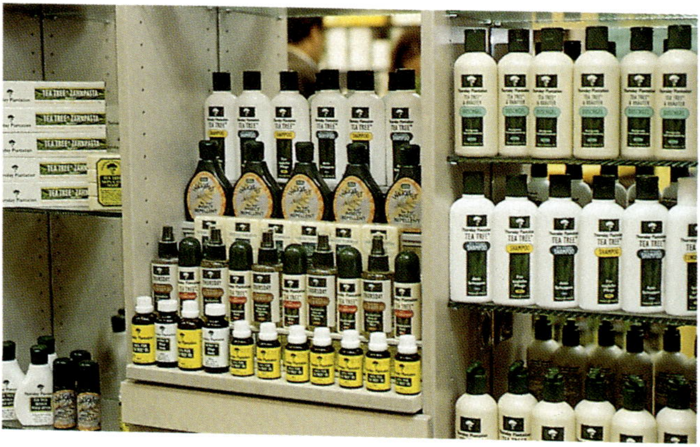

DIE ANWENDUNGEN VON TEEBAUMÖL

Den natürlichen ätherischen Ölen werden geradezu mystische Heilkräfte zugeschrieben. Insbesondere das Teebaumöl ist in den letzten Jahren auch in unseren Breitengraden zu großer Beliebtheit gelangt. Es wirkt:

- bakterizid, bakterientötend
- fungizid, pilzabtötend
- desinfizierend
- entzündungshemmend
- juckreizlindernd
- analgetisch, schmerzlindernd
- adstringierend, zusammenziehend
- regulativ, ganz allgemein

Die Hersteller und Lieferanten distanzieren sich von jeder Überschwenglichkeit und legen Wert darauf, Teebaumöl nicht als Allheilmittel einzuschätzen.

Dennoch gibt es eine Fülle von äußerlichen Anwendungen des Teebaumöls, bei denen seine Heilkräfte nachgewiesen worden sind, auch von der sogenannten Schulmedizin. *Äußerlich* heißt in diesem Fall, nicht nur auf der Haut, sondern auch eingeatmet, nicht aber geschluckt. Unter ärztlicher Aufsicht und Kontrolle kann es auch in seltenen Fällen eingenommen werden.

> Für alle körperlichen und seelischen Unpässlichkeiten ist allein der Arzt zuständig. Die Selbstbehandlung mit Teebaumöl kann auf keinen Fall die Konsultation und Medikation des approbierten Therapeuten ersetzen.

Heilende Düfte

Ätherische Öle enthalten viele Kräfte der Pflanze, die sie für ihre eigenen Zwecke, als Lockstoff oder zur Abwehr von Schädlingen, entwickelt hat. Für ihre Anwendungen oder um sie auch nur zu genießen, gibt es eine ganze Reihe von Möglichkeiten:

- in der Aromaduftlampe
- für aromatherapeutische Behandlungen
- als Badezusatz
- in Kompressen
- für Kosmetika
- als Zusatz im Massageöl
- zur Parfümherstellung
- zum Saunaaufguss

AROMALAMPE

Auf einem kleinen Stövchen über einem Teelicht entfalten alle aromatischen Öle ihre intensivste Wirkung. Dazu bedarf es gar keiner therapeutischen Absichten, es genügt der saubere, feine, stimmungsvolle Duft, der erfrischt, Essensgerüche, Tabakrauch und Insekten vertreibt. Die Luft in einem Krankenzimmer kann damit so verbessert werden, dass die Ansteckungsgefahr vermindert wird.

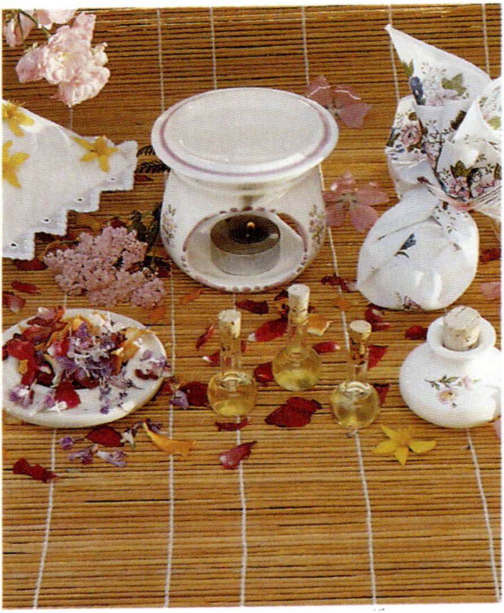

Die Schale der Aromalampe wird zuerst etwa zur Hälfte mit Wasser gefüllt. Danach werden etwa 6 Tropfen Teebaumöl zugefügt, in größeren Räumen auch etwas mehr. Das Teelicht sollte mit kleiner Flamme brennen, damit die Hitze das Öl nicht unwirksam macht.

Ganz nach Wunsch können auch andere ätherische Öle beigemischt werden.

- Zur Beruhigung:

  je 2 Tropfen Sandel- und Zedernholzöl, 4 Tropfen Zypressenöl;

- Gegen Nervosität:

  1 Tropfen Jasmin- und je 3 Tropfen Orangen- und Zitronenöl;

- Bei Erkältungen:

  3 Tropfen Eukalyptus-, je 2 Tropfen Neroli- und Rosmarin-, 1 Tropfen Pfefferminzöl; hilfreich sind außerdem je ein Tropfen Thymian-, Kamillen- oder Fenchelöl;

- Zum Reinigen der Luft:

  2 Tropfen Lemongras und 6 Tropfen Orangenöl;

- Bei der Insektenabwehr helfen zusätzlich einige Tropfen Eukalyptus-, Lavendel-, Zedernholzöl oder Zitronengras.

- Bei verschiedenen Beschwerden:

  Einige Tropfen Teebaumöl lindern auch allergische Beschwerden, Erkältungskrankheiten, Fieber, Grippe, Halsschmerzen (in diesem Fall zusammen mit je 3 Tropfen Rosmarin- und Salbeiöl), Husten (gemeinsam mit Kamillen- und Lavendelöl), Masern, Schnupfen. Es genügt, wenn die Duftlampe zweimal am Tage und die Nacht über brennt. In jedem ernsteren Krankheitsfall muss selbstverständlich ärztlicher Rat eingeholt werden.

AUFTRAGEN

Bei Wunden, Insektenstichen, Verbrennungen, Verstauchungen und Pickeln ist die einfachste erste Hilfe in vielen Fällen, das Teebaumöl direkt auf die betroffene Hautstelle aufzutragen. Das lindert den Schmerz, desinfiziert und heilt oder beschleunigt zumindest den Heilungsprozess. Geben Sie 1 bis 2 Tropfen auf ein Wattestäbchen und verreiben Sie es sacht auf der betroffenen Stelle. Falls das Teebaumöl pur nicht vertragen wird und es in seltenen Fällen zu Hautreizungen kommt, wird es mit anderen, milden Ölen vermischt oder anderweitig verdünnt. Bei Säuglingen, Kleinkindern und Allergikern sollte Teebaumöl nie pur, sondern nur verdünnt angewendet werden.

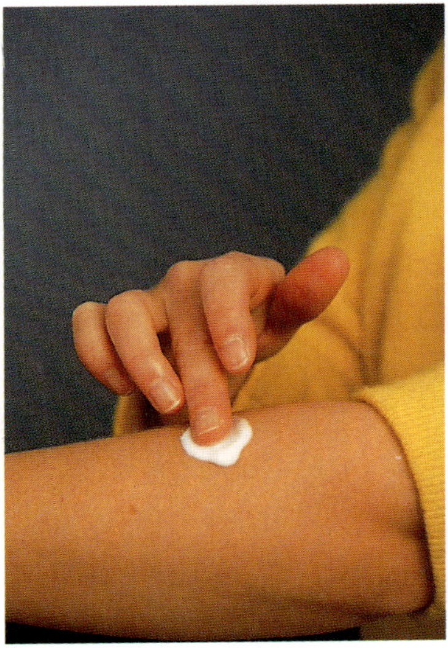

BADEZUSATZ

Teebaumöl ist nicht mit Wasser mischbar, und doch ist es ein idealer Badezusatz, der auf zwei Arten wirkt: einmal direkt auf der Haut, zum anderen in der Atemluft über dem warmen Wasser. Das Vollbad wirkt deshalb sowohl erfrischend als auch stark beruhigend auf Haut und Hals, Nase, Rachen, Lunge. Es fördert die Durchblutung und reinigt die Körperoberfläche von Keimen aller möglichen Arten. Damit sich das Teebaumöl mit dem Wasser mischen und seine heilenden Kräfte entfalten kann, benutzt man emulgiertes Teebaumöl.

Emulgiertes Teebaumöl

Da sich Öle nicht mit Wasser verbinden lassen, verrührt man die in den einzelnen Anwendungen angegebene Menge Teebaumöl vorher mit 3 Esslöffeln Milch, Sahne oder einem Emulgator wie Tween 80 oder Lanette N aus der Apotheke. Diese Verbindung nennt man eine Emulsion, die man danach direkt in das Badewasser geben kann.

Abhilfe oder Erleichterung bringt das Vollbad mit 6 bis 8 Tropfen emulgiertem Teebaumöl bei Abszessen, Allergien, Arthritis, Arthrose, Blasenentzündung, Bronchitis, Eiterflechte, Ekzem, Erkältungen, Fieber, Grippe, Krätze, Muskelschmerzen, Nebenhöhlenentzündung, Sonnenbrand.

Sobald Anzeichen einer ernsteren Erkrankung auftreten, muss unbedingt ein Arzt aufgesucht werden. Die Selbstbehandlung mit Teebaumöl sollte nur auf seinen Rat hin fortgesetzt werden, um die Symptome etwas abzuschwächen.

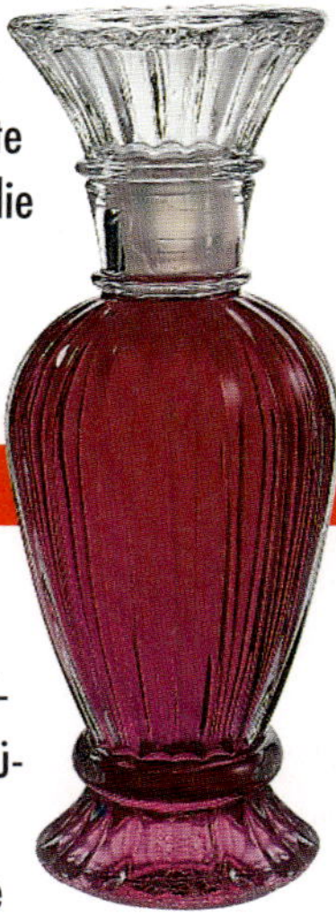

CREME

Zur Hautpflege kann man jeder normalen Gesichtscreme bei der morgendlichen und abendlichen Anwendung je 1 Tropfen Teebaumöl zufügen. Mischen Sie Creme und Teebaumöl erst in der Hand, bevor Sie die Creme anwenden. Eine solche angereicherte Hautcreme pflegt nicht nur ganz allgemein, sondern beseitigt auch den einen oder anderen Schaden.

Wer leicht unter Hautentzündungen leidet, sollte 2 bis 3 Tropfen Teebaumöl wie beschrieben unter die tägliche Feuchtigkeitscreme mischen und sich damit auf die Dauer vorbeugend behandeln.

Für Hämorrhoiden gibt es Cremes mit einem Zusatz von Teebaumöl bereits als Fertigprodukte.

Krampfadern lassen sich mit Teebaumöl nicht bessern. Trägt man jedoch eine Creme mit 10 % Teebaumöl auf die schmerzenden Stellen auf, kann das erleichternd beim Stehen oder Gehen wirken.

Die Krätze (Scabies) ist eine leicht ansteckende, stark juckende Hautkrankheit, die von winzig kleinen Milben verursacht wird. Sie kann neben den vom Arzt verordneten Medikamenten mit einer Creme behandelt werden, die aus 3 Tropfen Teebaumöl vermischt mit einem Esslöffel Feuchtigkeitscreme besteht.

Zur Zahnbehandlung lässt sich eine Zahncreme mit einem Zusatz von Teebaumöl verwenden.

DAMPFBAD

Einige Tropfen Teebaumöl in einer Schüssel dampfend heißem Wasser beruhigen und lindern Beschwerden bei allen möglichen Erkältungskrankheiten, Bronchitis,

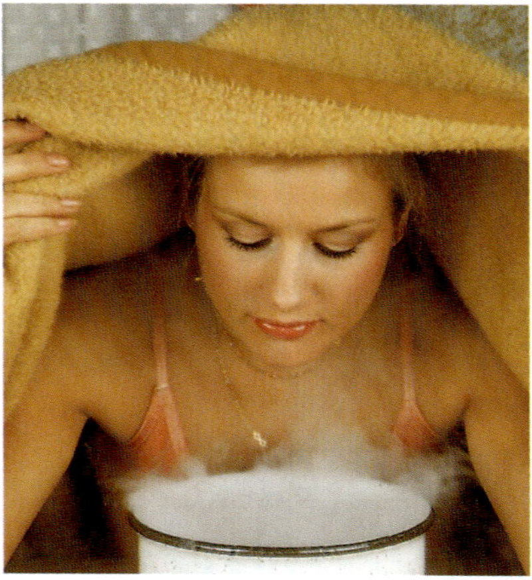

Halsschmerzen, Husten (in diesem Falle 10 Minuten dampfbaden), Nebenhöhlenentzündung, Schnupfen, selbst bei Masern mit 3 Tropfen im heißen Wasser, wenn man ein Handtuch über den Kopf legt und etwa 5 Minuten lang dicht darüber die Dämpfe einatmet. Die Augen bleiben

solange geschlossen, weil es sonst zu Reizungen kommen könnte. Die verstopften Talgdrüsen, aus denen sich vereiterte Akne bilden kann, lassen sich auf diese Weise ebenfalls schonend antiseptisch behandeln.

EMULSION

Da Teebaumöl sich nicht mit Wasser mischen lässt, kann nur durch den Zusatz eines Emulgators (Lösungsvermittler) das Öl in solch feine Tröpfchen gelöst werden, dass es sich mit Wasser mischt. Ein bisschen angewärmte Milch oder Sahne genügt schon für den alsbaldigen Verbrauch in Bädern und zu Spülungen. Mit anderen Ölen ist Teebaumöl sehr leicht mischbar, es ist »lipophil«, also in Fett löslich und löst andere Fette in sich auf. Deshalb dringt es so tief und heilkräftig in die Haut ein. Auch in Alkohol ist Teebaumöl löslich. Zur Herstellung einer Emulsion siehe Seite 32.

FUSSBAD

2 bis 3 Tropfen emulgiertes Teebaumöl in einem Fußbad verschaffen der Haut an strapazierten Füßen spontane Linderung. Selbst bei Grippe helfen Fußbäder, die von lauwarm langsam auf heiß angewärmt werden.

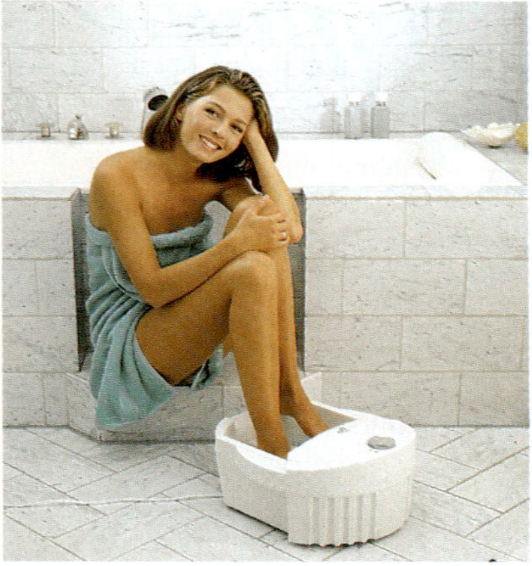

Gegen Hühneraugen (zapfenförmige Hautverdickungen an den Füßen) helfen tägliche Fußbäder mit 1 Tropfen Teebaumöl in warmem Wasser, wenn anschließend 1 Tröpfchen direkt aufgetragen wird, am besten auf einem Stückchen Mull unter einem Pflaster.

Um Fußgeruch zu desodorieren, bietet Teebaumöl zusammen mit anderen ätherischen Ölen wie Lavendel- oder Salbeiöl eine gute Lösung. Unter anderem genügen am Abend 5 Minuten Fußbad mit 10 bis 15 Tropfen in warmem Wasser.

GESICHTSWASSER

Da Teebaumöl anders als frühere Desinfektionsmittel auf schonende Weise antiseptisch wirkt, kann es auch als Gesichtswasser etwa bei Akne aufgetragen werden. Dazu mischt man 25 Tropfen in 100 ml destilliertes Wasser aus der Apotheke.

Wenn das nicht zur Hand ist, lässt sich auch eine Mixtur aus Salbeitee und Hamameliswasser (Zaubernuss) im Verhältnis 1 zu 2 benutzen. Vor Gebrauch sollte die dunkle, gut verschlossene Flasche gründlich geschüttelt werden.

HAARWASSER

Gegen Schuppen und für kräftiges Haar wirkt ein Haarwasser, das aus 5 ml Teebaumöl in 100 ml 50%igem Alkohol gemischt wird.

INHALATION

Hat man kein Inhalationsgerät, kann man ebenso wie beim Dampfbad einige Tropfen Teebaumöl in eine Schüssel heißes Wasser geben, den Kopf so nahe wie es die Hitze erlaubt darüber halten und mit einem Handtuch bedecken.

Mit geschlossenen Augen (um Reizungen zu verhindern) bleibt man so 5 bis 10 Minuten sitzen und erlebt erleichtert, wie der Hustenreiz aufhört, andere Beschwerden der Atemwege und Erkältungskrankheiten nachlassen. Außerdem ist es ein Akt der Hautpflege, der Akne, Pickel und andere Unreinheiten beseitigt – Sauna für das Gesicht.

KOMPRESSE

Das Wort könnte vermuten lassen, dass etwas sehr fest auf die Stelle gepresst wird, die behandelt werden soll. Das ist nicht der Fall. Es sind einfach feuchte Leinentücher, die aufgelegt und mit einem trockenen Wolltuch umwickelt werden, damit sie halten. Es muss nicht unbedingt steriler Verbandsmull sein, jedes Taschen- oder Handtuch, ein Waschlappen oder Wäschestück erfüllt denselben Zweck. Es wird in heißes oder kaltes Wasser getaucht und mit einigen Tropfen Teebaumöl beträufelt. So lindert man viele Beschwerden, Entzündungen, Schmerzen von Krampfadern oder Muskelverspannungen.

LOTION

Ein flüssiges Reinigungsmittel für die Haut kann zugleich desinfizierend wirken, wenn es mit einem Anteil Teebaumöl gemischt wird. Dafür genügen 25 Tropfen in 100 ml destilliertem Wasser; wirksamer jedoch ist eine Mischung von 60 Tropfen mit 100 ml 50%igem Alkohol aus der Apotheke. Ein solches Gemisch muss vor jeder Anwendung gründlich geschüttelt werden. Es hilft gegen Ekzeme, Fußpilz und alle möglichen anderen oberflächlichen Hautschäden, auch entzündlicher Art. Ge-

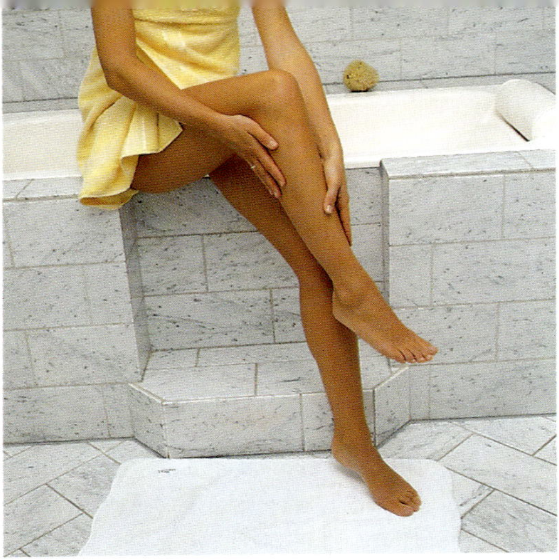

gen Schuppenflechte (Psoriasis) werden 100 ml Avocadoöl mit einem Spritzer Weizenkeimöl gründlich durchgemischt und schließlich 30 Tropfen Teebaumöl zugefügt. Auch Myrrhe- oder Cajeputöl sind eine gute Ergänzung. Damit werden die weißfleckigen Hautstellen ein- bis zweimal am Tage bestrichen. Wenn es auch nicht immer sofort hilft, geht der Juckreiz doch stark zurück.

Sonnenbrand spannt und brennt nicht länger, wenn eine Lotion aufgetragen wird, die aus 12 Tropfen Teebaumöl in 1 Esslöffel warmer Milch und derselben Menge destilliertem Wasser gerührt wird. Eine Mischung aus 40 Tropfen Teebaumöl mit 100 ml Pflanzenöl vertreibt Stechmücken, wenn sie auf unbedeckte Haut aufgetragen wird.

LUFTBEFEUCHTER

Statt mit der Aromalampe kann die Raumluft auch dadurch aromatisiert werden, indem dem Wasser des Luftbefeuchters einige Tropfen Teebaumöl zugefügt werden. Auf diese Weise wird die Luft eines Krankenzimmers desinfiziert, falls es sich um eine ansteckende Krankheit wie Masern oder eine Erkältungskrankheit handelt. Auch das seelische Befinden bessert sich in der reinen, wohlduftenden Atmosphäre. Das Immunsystem wird gekräftigt, so dass man widerstandsfähiger wird.

MASSAGEN

Massagen wirken im Allgemeinen sehr positiv auf Haut und Muskeln, ja selbst das seelische Allgemeinbefinden. Dazu braucht man keinen Krankenschein oder Physiotherapeuten. Wer eine geschickte Hand und gute Anleitung hat, kann Massagen bei seinem Partner oder sogar bei sich selbst praktizieren. Natürlich nur die einfacheren Arten der Entmüdungsmassage, um die Muskeln nach harter Arbeit schneller von Ermüdungsstoffen zu befreien. Die Haut wird nicht nur befreit von Schuppen, sondern auch besser durchblutet, ihr Stoffwechsel gestärkt, die Hautatmung durchlässiger. In den Muskeln fördert Massage den Blut- und Lymphfluss.

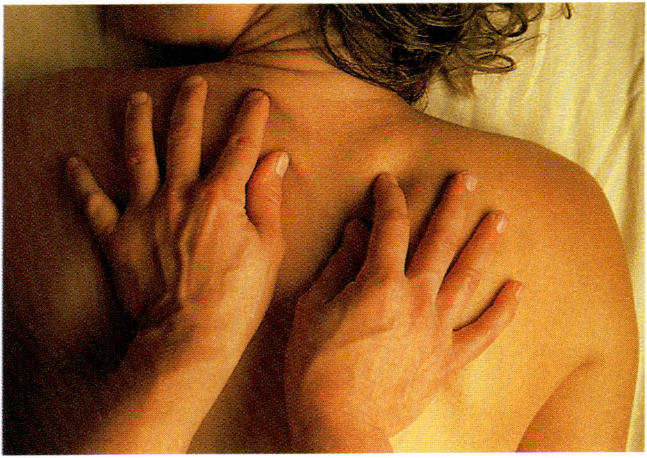

Tatsächlich sind praktisch alle Krankheiten, Schwächen und Schädigungen der Muskulatur durch Massage günstig zu beeinflussen, vor allem bei Arthritis, Rheumatismus, Neuralgien, selbst Nervenkrankheiten, Lähmungen, Verstopfung (die Massage des Bauchs regt Magen, Darm, Leber und Nieren an), Krämpfen, Verhärtungen, Haltungs- und Narbenschäden. Eine solche Fülle von entspannenden und lockernden Wohltaten vermag diese Körperpflege zu tun, wenn sie von einer Mischung aus nahezu beliebigen Pflanzenölen und 2,5 % Teebaumöl unterstützt wird. Dazu gibt man 50 Tropfen in 100 ml Avocado-, Mandel- oder Olivenöl, das entspricht für die einmalige Behandlung 2 bis 3 Tropfen auf 1 Teelöffel oder 7 bis 8 Tropfen auf 1 Esslöffel. 20 Tropfen Teebaumöl sind etwa 1 ml.

MUNDSPÜLUNG

Zahnschmerzen können schlimmer sein als alle anderen – da kann nur ein Facharzt helfen. Doch wie oft stellen sich die Schmerzen gerade nach dem Ende der Sprechstunde ein oder gar am Wochenende! Zur Schmerzlinderung bis zum Zahnarztbesuch sollte man mit einem Wattestäbchen 2 Tropfen Teebaumöl pur auf den schmerzenden Zahn und das Zahnfleisch tupfen.

Ebenso Entzündungen und Blutungen in der Mundhöhle lassen sich mit Teebaumöl abschwächen, indem 2 Tropfen Teebaumöl in einem Glas warmen Wasser verrührt werden und damit gründlich gespült oder gegurgelt wird (nicht schlucken!).

Für Spülungen wird 1 Teelöffel Sahne mit 2 Tropfen Teebaumöl gemischt und anschließend in ein Glas warmes Wasser verrührt. Wem das nicht schmeckt, der kann 1 Tropfen Salbeiöl zufügen. Wird damit täglich mehrmals der Mund gespült, sind die Schmerzen erträglicher, bis der Facharzt eingreifen kann.

NAGELBAD

Finger- und Zehennägel sind von einem Nagelbett umgeben, das sich als Folge übertriebener Nagelpflege oder aggressiver Haushaltschemikalien entzünden kann.

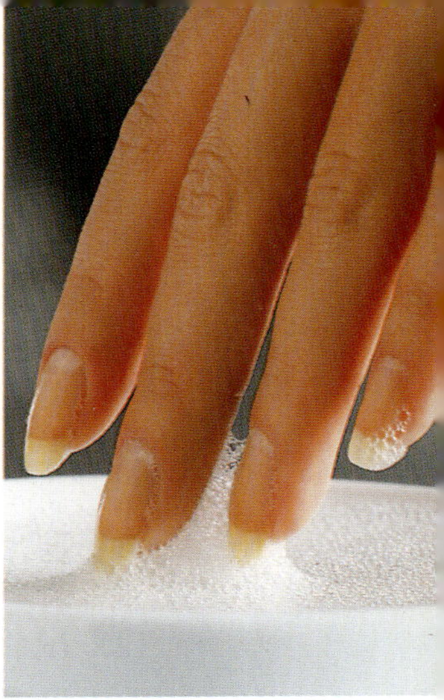

Statt Borsäure oder Ichthyolsalbe hilft schon das wiederholte Nagelbad in angewärmtem Pflanzenöl, dem einige Tropfen Teebaumöl zugefügt werden. Diese Behandlung beseitigt auch Bakterien- und Pilzinfektionen.

Sind die Nägel bröckelig, rissig, gelblich verfärbt oder anderweitig problematisch, nimmt man vorbeugend einmal in der Woche ein Nagelbad aus Pflanzenöl und Wasser mit einigen Tropfen Teebaumöl, verreibt die Mischung im Nagelwall und lässt sie dort eine Weile einziehen.

PACKUNG

Heilerde oder Lehm werden je nach den Beschwerden kalt oder heiß fingerdick auf die betroffenen Körperstellen aufgelegt, nachdem sie zu einer Art Teig mit Wasser, Essigwasser, Kräuterabsud oder verdünnter Arnikatinktur und einigen Tropfen Teebaumöl verrührt worden sind. Dazu kann man aus der Apotheke Tonerde holen, aber es geht genauso mit pulvrigem Lehm, der eine Stunde erhitzt worden ist, um ihn zu sterilisieren. Für offene Wunden sollte man allerdings nur tatsächlich keimfreie Heilerde benutzen. Kalt angewendet bleibt diese Packung 2 bis 3 Stunden an Ort und Stelle, minimal 1 Stunde, besser jedoch 6 bis 10 Stunden. Danach fällt der Lehm getrocknet leicht ab und sollte nicht wieder verwendet werden. Die Haut ist danach ziemlich ausgetrocknet und wird deshalb eingeölt.

Die kalte Packung wird empfohlen gegen Abszesse, Akne, Ekzeme, Entzündungen, Furunkel, Geschwüre, Insektenstiche, Phlegmone, Schuppenflechte, Venenentzündung, Verbrennungen und Wunden.

SHAMPOO

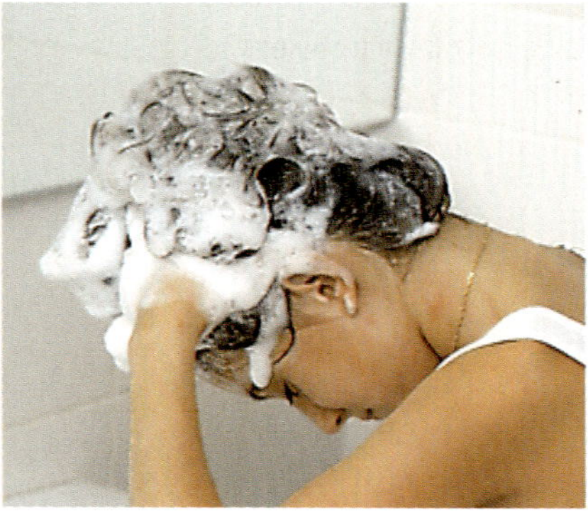

Ein neutrales Haarwaschmittel mit Teebaumöl vermischt (auf 100 ml etwa 50 Tropfen), ist nicht nur ein kosmetisches Pflegemittel, sondern gleichzeitig therapeutisch wirksam bei Schuppen und Kopfläusen. Wer einen Läusekamm mit sehr schmalen Zwischenräumen benutzt, sollte ihn zusätzlich mit Teebaumöl einreiben.

Milchschorf bei Kleinkindern wird mit größter Vorsicht (niemals in die Augen kommen lassen) und einem sehr milden Teebaumöl-Shampoo behandelt. Außerdem kann entzündlich gerötete, schuppen- und krustenbildende Haut auch mit einer Mischung aus 1 Löffel mildem Pflanzenöl und 3 Tropfen Teebaumöl eingerieben werden. Der sanfte Ölfilm sollte wenigstens 10 Minuten einwirken, ehe er wieder abgewaschen wird.

Gegen den Hautpilz Candida sollte man sich allerdings nicht mit Teebaumöl-Shampoo begnügen, sondern 50 Tropfen Teebaumöl in 100 ml leicht erwärmtes Pflanzenöl einrühren, in die Kopfhaut einmassieren und 1 volle Stunde einwirken lassen, bevor der Belag mit einem Teebaumöl-Shampoo abgewaschen wird.

Selbstgerührtes Teebaumöl-Shampoo scheint allerdings ebenso wie die Fertigprodukte trotz langen Spülens sogar in trockenem Haar noch zu ziepen.

SITZBÄDER

Statt des Vollbades genügt für die Behandlung mittlerer Körperregionen auch das Sitzbad mit Teebaumöl. Ein Sitzbad in warmem Wasser mit 6 bis 8 Tropfen emulgiertem Teebaumöl (➔ »Badezusatz«) sollte mindestens zehn Minuten dauern.

Diese Maßnahme sollte bei Pilzerkrankungen stets gleichzeitig mit dem Partner durchgeführt werden. Eine Pilzerkrankung des Genitalbereichs ist die überstarke Vermehrung des Hefepilzes Candida albicans, die Soor genannt wird. Die Behandlung des Facharztes kann man auch in diesem Fall mit Sitzbädern unterstützen. Wieder sind beide Partner gehalten, Sitzbäder mit 6 bis 8 Tropfen Teebaumöl in Emulsion zu nehmen. Sitzbäder mit 10 Tropfen schwächen auch das schmerzhafte Brennen bei Blasenentzündung.

Entzündungshemmend und schmerzstillend sind tägliche Sitzbäder, deren warmes Wasser mit einigen Tropfen emulgiertem Teebaumöl angereichert wurde.

SPÜLUNGEN

Wie bei der Mundspülung ist auch bei anderen weniger leicht zugänglichen Körperstellen wie dem Genitalbereich eine Spülung möglich.

Dazu gibt man in eine Kanne mit warmen Wasser 3 Tropfen Teebaumöl in Emulsion (➔ »Badezusatz«). Jetzt lässt man diese Mixtur langsam über die zu behandelnde Stelle rinnen. Herpesbläschen im Genitalbereich sind im Sitzbad mit 1 Liter handwarmem Wasser und 15 Tropfen emulgiertem Teebaumöl zu behandeln.

Auch ins Vollbad sollten während der gesamten Behandlungsdauer 6 bis 8 Tropfen Teebaumöl geträufelt werden. Zum besten Ergebnis führen Spülung und Vollbad als kombinierte Behandlungsmethode.

Da sich Herpesviren durch Körperkontakt übertragen, muss der juckende, gelegentlich schmerzhafte Bläschenausschlag stets paarweise behandelt werden, um sich nicht ständig immer wieder von neuem zu infizieren. Das gilt ebenso für Weißfluss.

UMSCHLÄGE

Von Kompressen und Wickeln unterscheiden sich Umschläge nur geringfügig: Ein Umschlag wird nur aufgelegt, gegebenenfalls mit etwas Verband fixiert. Dabei werden Tücher, Heilerde und in besonderen Fällen Heilpflanzen oder ihre ätherischen Öle aufgelegt. Um Entzündungen abklingen zu lassen, Schmerzen zu lindern oder die Heilung zu beschleunigen, können der Heilerde oder den Tuchauflagen einige Tropfen Teebaumöl zugefügt werden.

WASCHUNGEN

Sind Patienten stark geschwächt etwa durch Fieber, sollte der ganze Körper mit angewärmtem Wasser abgewaschen werden, in dem einige Tropfen Teebaumöl als Emulsion (→ »Badezusatz«) verteilt wurden. Bei über 40 °C Körpertemperatur sollte auf jeden Fall ein Arzt gerufen werden.

WICKEL

Die zahlreichen Arten warmer oder kalter Wickel um den ganzen Körper oder nur einzelne Körperteile beginnen beim Halswickel gegen Halsschmerzen, Brustwickel, Kopfwickel, Kreuzwickel, Bein- und Lendenwickel, Arm- und Handwickel, Fuß- und Wadenwickel – je nach den Beschwerden, die damit gelindert werden sollen.

Die Technik ist durchweg dieselbe: Ein angefeuchtetes Tuch wird auf den Körper oder die Körperstelle gelegt, ein trockenes Tuch darum gewickelt und festgezurrt. Neben zahlreichen anderen Heilölen kann auch in dieser Anwendung stets Teebaumöl auf das feuchte Tuch geträufelt werden. Kalte Wickel, die fiebernde Wärme senken sollen, werden ausgewechselt, sobald sie erwärmt und durchfeuchtet sind.

WUNDEN

Hautverletzungen, Schnittwunden, Kratzer oder Schürfwunden können mit 1 bis 2 Tropfen purem Teebaumöl behandelt werden, um sie zu reinigen, desinfizieren, den Schmerz zu lindern und sogar das Hautgewebe zu schnellerer Heilung zu veranlassen. Ist ein schützendes Pflaster oder ein Verband angebracht, gibt man 1 bis 2 Tropfen auf die Auflagefläche des Heftpflasters bzw. auf ein kleines Stück Mull, das auf die betroffene Stelle aufgelegt wird und erneuert diese Auflage täglich.

Bisswunden von Hunden und anderen Tieren können schmerzhaft und gefährlich sein. In einem solchen Fall sollte man den Arzt aufsuchen und sich gegebenenfalls eine Tetanusimpfung gegen Wundstarrkrampf verabreichen lassen. Bei der unterstützenden Behandlung mit Teebaumöl ist es wichtig, dass die Wunde mehrmals am Tag mit Teebaumöl desinfiziert wird.

ZAHNPFLEGE

Zähneputzen dient nicht nur der Schönheitspflege, sondern bekämpft auch die Bakterien, die als Hauptursache für Zahnsteinbildung nachgewiesen wurden. Dazu verhilft auf natürliche Weise eine Zahnpasta mit Teebaumöl, die Zähne sowie das Zahnfleisch sauber und

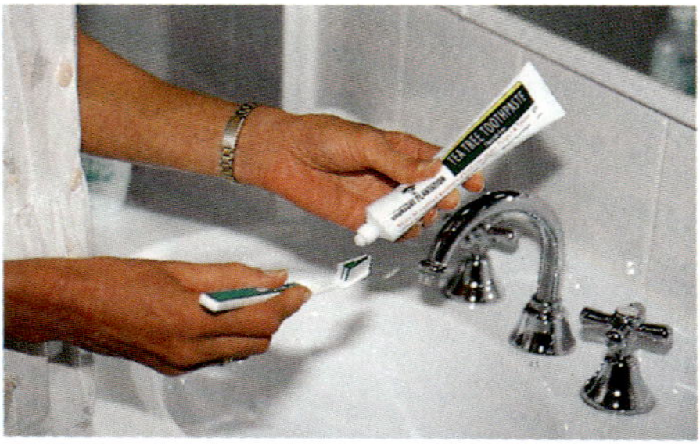

gesund zu halten. In einem solchen Fertigpräparat sind nach CTFA folgende Inhaltsstoffe enthalten: Kalziumkarbonat als sanftes Pflegemittel, Glycerin aus pflanzlichem Öl als weich machender Wirkstoff, Pfefferminzöl zur Erfrischung für den Mundraum, Teebaumöl in allerdings sehr schwacher Dosis von 0,4 % als Keimtöter, Stevia-Blätter-Extrakt und Chlorophyllin aus dem natürlichen Grünpigment der Pflanzen.

Eine gelungene Mischung, die trotz leichter Schärfe sehr angenehm schmeckt.

ZECKENBISS

In stark mit Zecken verseuchten Waldgebieten und Gärten ist es immer ratsam, sich nicht mit unbedeckten Armen und Beinen und ohne Kopfbedeckung aufzuhalten. Wie man die Zecken aus der Haut bekommt, wenn sie sich jedoch erst einmal eingebohrt haben, ist umstritten. Eine oft benutzte Methode besteht darin, etwas Öl auf das Tier zu tropfen, um es dann vorsichtig herauszuziehen. Dies kann allerdings dazu führen, dass die Zecke erst ihre ansteckenden Keime in den Körper schickt, bevor sie sich entfernen lässt.

Schneller geht es mit der Zeckenzange aus der Apotheke. Wer es mit Fingernägeln und Pinzette selbst versucht, hat schnell den Kopf abgerissen. Und wo der steckenbleibt, können großflächige bakterielle Entzündungen oder viröse Entzündungen der Hirnhaut entstehen.

Nach der fachgerechten Entfernung der Zecke durch einen Arzt empfiehlt es sich deshalb, 1 Tropfen reines Teebaumöl auf die Bissstelle zu geben. Das lindert den Schmerz und desinfiziert die Bissstelle. Wiederholen Sie die Behandlung 2-mal täglich.

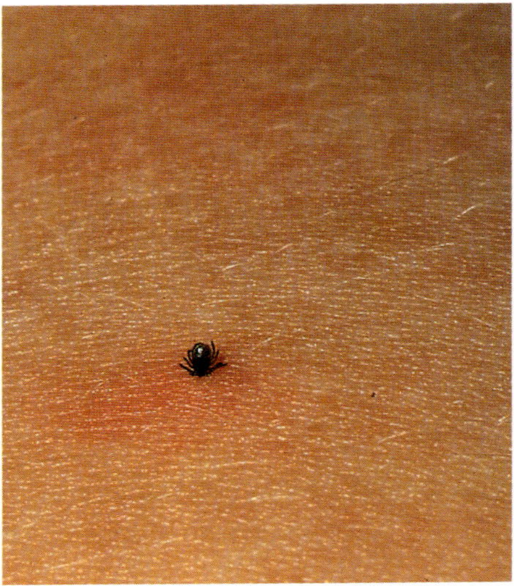

ANWENDUNGS-GEBIETE VON A – Z

Noch einmal ist an dieser Stelle zu erwähnen, dass Teebaumöl nicht als Allheilmittel betrachtet werden darf. Bei ernsthafteren Störungen oder Erkrankungen ist immer der Arzt zu konsultieren. Teebaumöl kann aber nach Absprache mit dem Arzt zur Behandlung unterstützend angewendet werden.

Vor einer Behandlung mit Teebaumöl sollte unbedingt ein Hauttest durchgeführt werden (siehe unter »Test für Allergiker« auf S. 21). Säuglinge und Kinder unter drei Jahren sollten nicht mit Teebaumöl behandelt werden. Bei Kleinkindern sollte man es nur verdünnt anwenden. Bitte beachten Sie auch, dass Teebaumöl nicht mit Augen oder Schleimhäuten in Kontakt kommen darf. Es ist ebenfalls nicht für die innerliche Anwendung geeignet.

Abszesse

Tragen Sie 3-mal täglich unverdünntes Teebaumöl auf die erkrankte Stelle auf.

Akne

2- bis 3-mal täglich sollte das Öl unverdünnt aufgetragen werden. Linderung verspricht mit Teebaumöl versetztes Gesichtswasser, Gesichtsdampfbad oder Creme.

Arthritis (Gelenkentzündung)

60 Tropfen Teebaumöl in 100 ml leicht erwärmtem Jojobaöl ergeben ein vorzügliches Massageöl, das 2- oder 3-mal täglich angewandt werden sollte. Auch ein heißes Vollbad mit 10 Tropfen des australischen Öls in Emulsion (→ »Badezusatz«) verschafft Linderung.

Blasen

Blasen an Händen oder Füßen sind äußerst unangenehm. Schnelle Besserung erreicht man, indem man die betroffenen Stellen 2-mal täglich mit unverdünntem Teebaumöl einreibt.

Blasenentzündung

Bei Blasenentzündung helfen Voll- und Sitzbäder mit 10 Tropfen emulgiertem Teebaumöl (→ »Badezusatz«).

Bluterguss

Bei Blutergüssen verwenden Sie 10 Tropfen emulgiertes Teebaumöl als Badezusatz (→ »Badezusatz«) oder legen Sie eine kalte Kompresse mit einigen Tropfen Teebaumöl auf.

Bronchitis

3 Tropfen Teebaumöl vermischt in etwas Pflanzenöl auf Brust und Hals einmassieren, verschafft Linderung, ebenso wie ein Dampfbad oder ein Vollbad mit 10 Tropfen in Emulsion (→ »Badezusatz«).

Ekzem

Bei dieser juckenden Entzündung helfen 10 Tropfen emulgiertes Teebaumöl in einem Vollbad (➜ »Badezusatz«) sowie das 2- oder 3-mal tägliche Einreiben mit einer Mischung 1 zu 10 mit Jojobaöl.

Erkältung

Inhalieren Sie 10 Tropfen in 2 l heißem Wasser. Schließen Sie dabei die Augen, damit es nicht zu Reizungen kommt. Auch das Zugeben von 10 Tropfen Teebaumöl mit einem Emulgator (➜ »Badezusatz«) ins heiße Vollbad oder von 3 bis 5 Tropfen in die Aromalampe verschafft Erleichterung.

Fieber

Bei Fieber empfiehlt es sich, die Raumluft mit einer Aromalampe oder einem Luftbefeuchter zu aromatisieren. Auch ein lauwarmes Bad mit einigen Tropfen emulgiertem Teebaumöl (➜ »Badezusatz«) hilft.

Frostbeule

Bei einem solchen Kälteschaden sollte Teebaumöl unverdünnt aufgetragen und dann vorsichtig einmassiert werden. Um ein Massageöl zu mischen, versetzen Sie 1 Teelöffel Pflanzenöl mit 1 bis 2 Tropfen Teebaumöl.

Furunkel

Tupfen Sie 3-mal täglich unverdünntes Teebaumöl auf

den Infektionsherd. Ein aufgebrochener Furunkel sollte öfter betupft werden, bis er nicht mehr nässt. Auch 10 Tropfen emulgiertes Teebaumöl ins Badewasser (➔ »Badezusatz«) helfen bei derartigen Entzündungen.

Fußpilz

Bei Fußpilzinfektionen sollte man 3-mal täglich unverdünntes Teebaumöl auftragen, auch 10 Tropfen in Emulsion (➔ »Badezusatz«) ins Fußbad helfen.

Gerstenkorn

Geben Sie 10 Tropfen Teebaumöl in 2 l heißes Wasser und inhalieren Sie 2-mal täglich. Halten Sie die Augen dabei geschlossen, um Reizungen zu vermeiden.

Geschwür

Bei einer solchen eitrigen Hautentzündung tragen Sie einige Tropfen Teebaumöl 2- oder 3-mal täglich unverdünnt auf die betroffene Stelle auf. Linderung verschafft auch ein Vollbad mit 10 Tropfen emulgiertem Teebaumöl im Badewasser (➔ »Badezusatz«).

Gürtelrose

Tragen Sie mehrmals täglich einige Tropfen unverdünntes Teebaumöl auf. Auch 10 Tropfen in Emulsion davon als Badezusatz helfen bei dieser schmerzhaften Erkrankung.

Haarpflege

Mischen Sie 5 Tropfen Teebaumöl ins Shampoo, für fettiges Haar 10 Tropfen. Lassen Sie es 1 bis 2 Minuten einwirken und spülen Sie dann das Shampoo wieder aus. Achten Sie unbedingt darauf, dass nichts in die Augen gerät.

Halsschmerzen

Träufeln Sie einige Tropfen Teebaumöl in einen Halswickel. Gurgeln Sie mehrmals täglich mit 3 bis 5 Tropfen oder nehmen Sie ein Dampfbad mit 6 bis 8 Tropfen.

Hämorrhoiden

In diesem Falle kann ein Sitzbad mit 3 bis 5 Tropfen emulgiertem Teebaumöl (➔ »Badezusatz«) Linderung verschaffen, ebenso wie das Einreiben mit Massageöl, das mit einigen Tropfen Teebaumöl versetzt wurde.

Hautverletzungen

2- oder 3-mal täglich 1 bis 2 Tropfen unverdünntes Teebaumöl auf die betroffenen Stellen geben und sanft einmassieren. Dem Voll- oder Teilbad 10 Tropfen in Emulsion hinzugeben (➔ »Badezusatz«).

Hautentzündungen

Tragen Sie mehrmals täglich unverdünnt 1 bis 2 Tropfen auf. Auch 10 Tropfen emulgiertes Teebaumöl ins Vollbad (➔ »Badezusatz«) helfen beim Heilungsprozess.

Herpes

Bei dieser virusbedingten Hautkrankheit kommt es zu einem Bläschenausschlag im Gesicht. Tragen Sie mehrmals täglich unverdünnt 1 Tropfen Teebaumöl auf. Später sollten Sie das Öl im Verhältnis 1 zu 10 in Jojobaöl mischen.

Hühnerauge

Diese lästige Hornhautverdickung an den Füßen sollte man 2-mal täglich mit unverdünntem Teebaumöl einreiben. Noch wirkungsvoller ist es, wenn man nach einem 10-minütigem Fußbad das Hühnerauge mit 2 Tropfen unverdünnt einreibt. Einige Tropfen auf Mull oder Pflaster verstärken die Wirkung.

Husten

Massieren Sie 2 bis 3 Tropfen Teebaumöl unverdünnt auf der Brust ein. Auch ein Dampfbad mit 5 Tropfen Öl verschafft Linderung. Halten Sie die Augen dabei geschlossen.

Insektenstich

Auf Insektenstiche alle 3 bis 4 Stunden unverdünnt 1 Tropfen Teebaumöl auftragen, das lindert den Juckreiz, ebenso wie ein Vollbad mit 6 bis 8 Tropfen des Öls in Emulsion (→ »Badezusatz«). Vorbeugend kann man Teebaumöl auch unverdünnt auf die Haut auftragen. Einige Tropfen im Luftbefeuchter halten Insekten fern.

Ischias

Mischen Sie 10 Tropfen emulgiertes Teebaumöl ins heiße Badewasser (→ »Badezusatz«) oder setzen Sie warmem Jojobaöl 5 Tropfen hinzu und massieren Sie damit sanft die betroffene Stelle.

Juckreiz

Auch bei Juckreiz kann Teebaumöl Abhilfe schaffen. Tragen Sie mehrmals täglich unverdünnt einige Tropfen Teebaumöl auf oder mischen Sie dem Badewasser 10 Tropfen in Emulsion bei (→ »Badezusatz«).

Kopfhaut

Teebaumöl ist auch gut für die Kopfhaut. Mischen Sie 5 Tropfen davon in Ihr Shampoo. Bei trockenem Haar massieren Sie eine Mischung mit Jojobaöl im Verhältnis 1 zu 10 sanft auf der Kopfhaut ein. Danach gut ausspülen!

Kopfläuse

Beim Befall von diesen Hautparasiten sollten Sie zur Unterstützung der therapeutischen Behandlung 5 bis 10 Tropfen Teebaumöl unverdünnt auf der Kopfhaut einreiben. Reichern Sie zusätzlich Ihr Shampoo mit einigen Tropfen an. Falls Sie einen Läusekamm besitzen, benetzen Sie diesen mindestens 2 Wochen über den Befall hinaus vor jedem Kämmen mit Teebaumöl.

Krampfadern

Mischen Sie 10 Tropfen emulgiertes Teebaumöl ins Unterschenkelbad (➔ »Badezusatz«) oder waschen Sie Ihre Beine mit einer Mischung aus 4 l Wasser mit 10 Tropfen Teebaumöl in Emulsion. Erleichternd wirkt auch eine Creme oder Jojobaöl, 1 zu 10 mit einigen Tropfen Teebaumöl gemischt, die Sie dann auf die Haut auftragen.

Krätze

Reichern Sie Ihr Badewasser mit 6 bis 10 Tropfen Teebaumöl in Emulsion an (➔ »Badezusatz«). Bestreichen Sie die Befallstellen mit 3 Tropfen in Creme oder Jojobaöl.

Masern

Nehmen Sie ein mit 3 Tropfen Teebaumöl angereichertes Dampfbad und halten Sie die Augen dabei geschlossen. Stellen Sie auch eine Aromalampe mit einigen Tropfen ins Krankenzimmer.

Mundgeruch

Füllen Sie mehrmals täglich 6 Tropfen des Öls in ein Glas Wasser, dann spülen und gurgeln Sie. Nicht schlucken!

Muskelkater

Linderung verschafft ein Bad mit 6 bis 10 Tropfen emulgiertem Teebaumöl im Badewasser (➔ »Badezusatz«).

Anschließend massieren Sie die Muskeln mit einigen Tropfen Teebaumöl auf 1 Esslöffel Pflanzenöl.

Nagelbettentzündung

Tragen Sie 2- oder 3-mal täglich unverdünnt Teebaumöl auf oder mischen Sie ein Nagelbad mit einigen Tropfen.

Nebenhöhlen

Rühren Sie 2-mal täglich 5 bis 10 Tropfen in ein Dampfbad ein (Augen geschlossen halten) oder nehmen Sie ein heißes mit Teebaumöl versetztes Vollbad. Erleichternd wirkt auch eine Aromalampe oder ein Luftbefeuchter im Raum.

Nesselfieber

Tragen Sie 2-mal täglich unverdünnt 1 bis 2 Tropfen Teebaumöl auf.

Pilzkrankheiten

Tragen Sie täglich mehrmals 1 bis 2 Tropfen verdünntes Teebaumöl auf die befallenen Stellen auf.

Prellung

Mischen Sie 5 Tropfen Teebaumöl in 1 Teelöffel Pflanzenöl und massieren Sie die Mischung sanft ein. Auch 10 Tropfen emulgiertes Teebaumöl ins Vollbad (→ »Badezusatz«) lindern den Schmerz.

Rheuma

Zur Linderung der Schmerzen geben Sie 10 Tropfen Teebaumöl zusammen mit einem Emulgator in heißes Badewasser (→ »Badezusatz«) oder entspannen Sie bei einer Massage mit 60 Tropfen in 100 ml Pflanzenöl.

Schnupfen

Erleichterung verschafft 2-mal täglich ein Dampfbad mit 10 Tropfen Teebaumöl, ebenso ein heißes Fußbad mit einigen Tropfen emulgiertem Teebaumöl (→ »Badezusatz«). Versetzen Sie zusätzlich das Wasser der Aromalampe und/oder des Luftbefeuchters mit einigen Tropfen.

Schuppen

Geben Sie 50 Tropfen Teebaumöl in 100 ml Pflanzenöl und massieren Sie es in die Kopfhaut ein. Lassen Sie das Ganze mindestens eine Stunde einwirken, bevor Sie die Haare mit einem neutralen Shampoo reinigen. Mischen Sie außerdem 2 Tropfen Teebaumöl in eine Handvoll des Shampoos.

Schuppenflechte (Psoriasis)

Mischen Sie einen Esslöffel Pflanzenöl mit 6 Tropfen Teebaumöl und tragen Sie diese Mischung auf, oder nehmen Sie 10 Tropfen emulgiertes Teebaumöl ins Badewasser (→ »Badezusatz«).

Schweißfüße

Gegen Schweißfüße helfen 10 bis 15 Tropfen emulgiertes Teebaumöl ins Fußbad (➔ »Badezusatz«). Massieren Sie einige Tropfen unverdünnt in die Fußsohle ein.

Sonnenbrand

Reiben Sie diesen vorsichtig mit einer Mischung aus 12 Tropfen Teebaumöl und leicht erwärmter Sahne und etwas Wasser ein. Auch ein lauwarmes Vollbad mit einigen Tropfen emulgiertem Teebaumöl (➔ »Badezusatz«) verschafft Linderung.

Soor

Reichern Sie ein Sitzbad mit 6 bis 10 Tropfen Teebaumöl in Emulsion an (➔ »Badezusatz«).

Stirnhöhlenvereiterung

Nehmen Sie ein Dampfbad mit 10 Tropfen Teebaumöl in 2 l heißem Wasser (Augen geschlossen halten). Versetzen Sie die Aromalampe mit 5 Tropfen Teebaumöl.

Verbrennung

Tragen Sie unverdünnt einige Tropfen Teebaumöl auf. Anschließend mischen Sie 12 Tropfen Teebaumöl mit Sahne auf 1 Esslöffel abgekochtes Wasser und massieren die Mixtur vorsichtig ein.

Verstauchung

Hier verschafft eine Massage mit 5 Tropfen Teebaumöl in 1 Teelöffel Pflanzenöl Erleichterung.

Warzen

Tragen Sie 2- oder 3-mal täglich unverdünnt einen Tropfen Teebaumöl auf die betroffene Stelle auf. Verstärkend wirkt es, ein Pflaster oder eine Mullbinde mit 1 bis 2 Tropfen darauf zu fixieren.

Weißfluss

Nehmen Sie täglich ein Sitz- oder Vollbad mit 5 bis 10 Tropfen emulgiertem Teebaumöl (→ »Badezusatz«) in warmem Wasser.

Windpocken

Mischen Sie 2 Tropfen Teebaumöl mit 1 Teelöffel Alkohol und geben das Ganze ins lauwarme Vollbad. Geben Sie auch in die Aromalampe im Krankenzimmer einige Tropfen.

Wunden (kleinere)

Tragen Sie 2- oder 3-mal täglich unverdünnt einige Tropfen Teebaumöl auf. Behandeln Sie die Wunden später mit einer Mischung aus Teebaumöl und Pflanzenöl im Verhältnis 1 zu 10 gemischt.

Zahnfleisch

Geben Sie 6 Tropfen Teebaumöl in ein Glas Wasser und spülen Sie 2- oder 3-mal täglich damit.

Zahnpflege

Gurgeln und spülen Sie täglich mit 6 Tropfen Teebaumöl, die in ein Glas Wasser gemischt werden. Nicht schlucken!

Zahnschmerzen

Bis der Facharzt Abhilfe verschafft, spülen Sie 2- oder 3-mal täglich mit einem Glas Wasser, das mit 6 Tropfen Teebaumöl versetzt wurde.

Zecken

Nachdem das Tier fachkundig entfernt worden ist, gibt man 1 Tropfen Teebaumöl unverdünnt auf die Bissstelle.

PFLEGE UND KOSMETIK – SELBST GEMACHT

Fachärzte haben immer wieder darauf hingewiesen, dass Hautpflege nicht nur der Hygiene und der Eitelkeit dient, sondern auch einen starken Einfluss auf das psychische Wohlbefinden ausübt. In diesem Sinne kann sie durchaus eine spürbare therapeutische Wirkung auf das seelische Befinden haben. Das haben klinische Un-

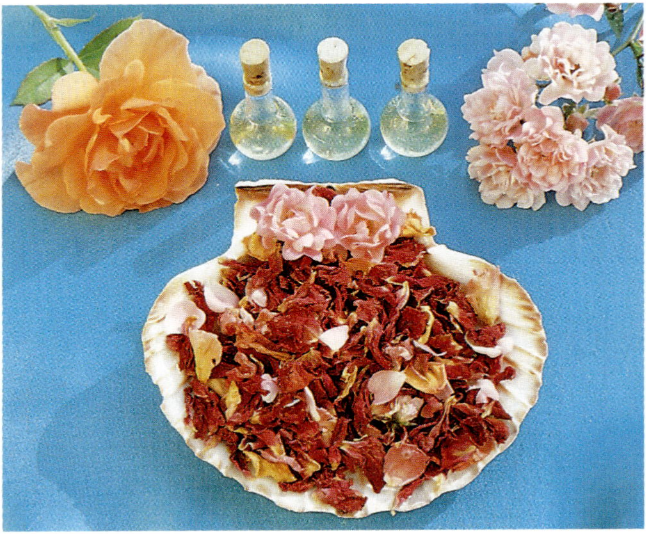

tersuchungen der Aromatherapie nachgewiesen. Ätherische Öle sind sehr wohl in der Lage, vorbeugend und heilend auf die mentale Befindlichkeit einzuwirken, natürlich nicht für sich allein, sondern begleitend zur ärztlichen Therapie.

Viele einfache Rezepte

Zu den kosmetischen Präparaten, die nach einfachen Rezepten mit Teebaumöl selbst zubereitet werden können, gehören vor allem Naturkosmetika gegen Umwelteinflüsse, Sonnenlicht und Winterkälte, Gesichtswasser zur Nachreinigung normaler, fettiger und trockener Haut, Peeling-Cremes, Tagescremes für unterschiedliche Hauttypen, Sonnencreme und andere Sonnenschutzmittel, Saunaaufguss und Dampfbademulsion.

Leicht lassen sich einige Tropfen Teebaumöl mit einer käuflichen Salbe vermischen. Es ist aber auch nicht schwierig, die Salbe selbst herzustellen. Dazu braucht man außer den wirksamen Substanzen nichts als Öle, Wasser, Emulgatoren und Konsistenzgeber (Festiger), die zunächst einmal kurz vorgestellt werden.

Pflanzenöle

Fast alle naturreinen Pflanzenöle können verwendet werden, angefangen vom Olivenöl aus der Küche bis hin zum feinen Mandelöl, das sehr mild zur Haut ist. Jojobaöl hat in letzter Zeit verstärkt von sich reden gemacht. Ob Distel- oder Nussöl, es wird immer eine gute Salbe daraus.

Am besten verwendet man destilliertes Wasser aus der Apotheke, aber es genügt auch ein beliebiges stilles Mineralwasser für die Herstellung der Pflegeprodukte. Verwenden Sie hingegen Kräuterabsud zum Abkochen, kann es passieren, dass die Salbe leicht schimmelt und verdirbt.

Wasser

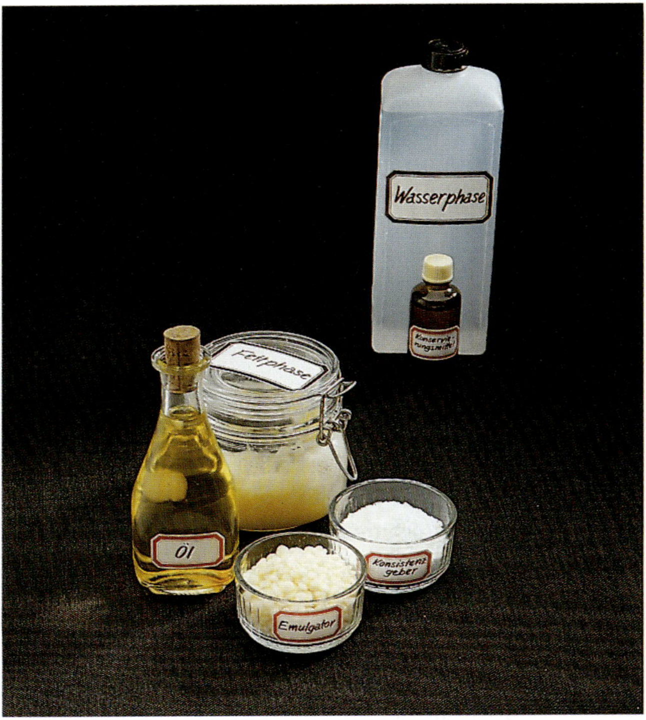

Emulgatoren Da sich Öl und Wasser nicht ohne weiteres vermischen lassen, müssen Stoffe hinzugefügt werden wie Milch oder Sahne, in denen sich die Fetttröpfchen für einige Zeit sehr fein verteilt halten. Synthetische Emulgatoren, wie sie von der Lebensmittelindustrie verwendet werden, sind z. B.

- Tegomuls (einfach in der Anwendung)
- Lamecreme (für fettreiche Salben)
- Mulsifan (wird kalt angewendet für Lotions und Körperöle)
- Holan (ebenfalls für kalte Anwendungen)
- Lanolin (leicht zu mischen)
- Bienenwachs (duftet stark)
- Sheabutter

Konsistenzgeber (Festiger) Um den Mischungen aus Öl und Wasser eine gewisse Festigkeit zu geben, damit sie sich streichen lassen, werden sie angedickt. In eine Salbe kann man einen oder mehrere Konsistenzgeber untermischen, zum Beispiel Bienenwachs, das gut härtet und die Haut länger und besser schützt.

- Eucerin ist Grundlage vieler Salben und Cremes.
- Gelbildner wirkt als Binde- und Verdickungsmittel.
- Kakaobutter als Zusatz härtet nicht stark.

- Lanolin, das Schafwollfett, härtet wenig, heilt aber recht gut.
- Sheabutter härtet weniger, wirkt aber hautfreundlich und heilsam.
- Walratersatz zieht ähnlich wie Hautfette sehr gut ein und härtet gut.

Wirksame Substanzen

Teebaumöl, das eine breite Heilwirkung entfaltet, trägt auch dazu bei, die Salbe länger haltbar zu machen. Außerdem wird dem Pflegeprodukt eine Fülle von anderen ätherischen Ölen zugefügt wie z. B. Kräutertinkturen und -öle. Nicht nur wegen ihrer therapeutischen Wirkung sind diese beliebt in der »Salbenküche«, manchmal werden sie auch nur verwendet, um ihren Duft genießen zu können.

Die Zutaten für die Herstellung Ihrer individuellen Pflegekosmetik erhalten Sie in Apotheken, Drogerien sowie in Naturkost- und Naturkosmetikläden.

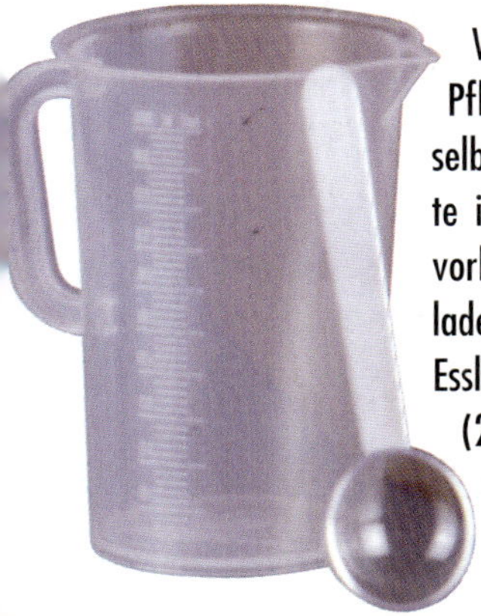

Was man sonst noch braucht

Viel gehört nicht dazu, Pflegeprodukte und Salben selber herzustellen, das meiste ist in der Küche ohnehin vorhanden: Saubere Marmeladengläser, eine Pfanne, ein Esslöffel, ein Messlöffel (2 ml), ein Messbecher (100 ml), Gefäße für die Salbe. Als Ergänzung dazu ist nützlich: Ein weiterer Messbecher (20 ml), feuerfeste Gläser (100 ml), Glasrührstäbe sowie ein Thermometer.

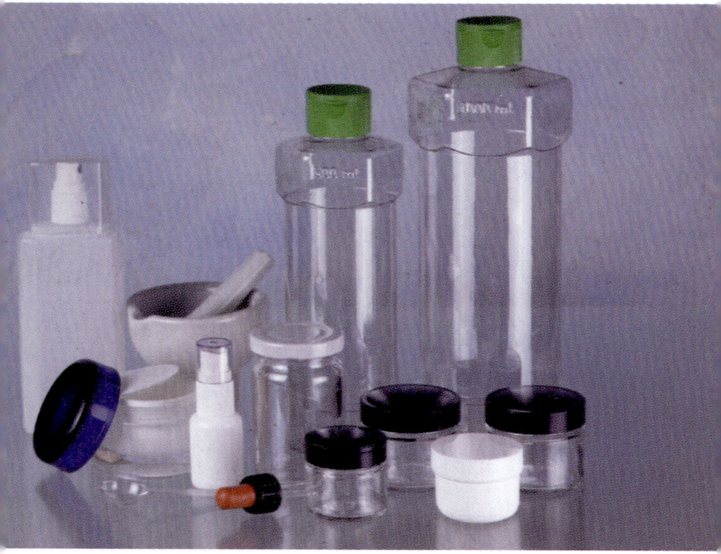

GRUNDREZEPT FÜR SALBE

Öl und Wachs werden im Wasserbad erwärmt, bis sich das Wachs aufgelöst hat. Ein Beispiel sind 30 ml Öl und 2 g Bienenwachs oder 1 g Bienenwachs und 4 g Lanolin oder Kakaobutter. Das Ganze geschieht unter ständigem Rühren. Wieviel Öl und Festiger man zusammen mischt, muss ausprobiert werden, damit die Salbe so streichfähig wird wie gewünscht. Solange wird die Mischung ständig umgerührt. Auf einem Teller lässt man einige Tropfen erkalten, um zu testen, ob sie fest genug sind. Je nachdem wird dann Öl für eine flüssigere Konsistenz oder Wachs für eine festere hinzugefügt und erneut probiert.

Dann lässt man die Salbe handwarm abkühlen und fügt Teebaumöl sowie die anderen gewünschten ätherischen Öle oder Kräuterextrakte hinzu. Die Salbengefäße werden verschlossen, nachdem sie abgekühlt sind.

Heilsalbe

Gegen zahlreiche Hautschäden helfen Heilsalben, in denen eine Fülle von Wirkstoffen vereinigt werden. Die Herstellung geschieht wie im Grundrezept angegeben, nur mischt man beispielsweise je 20 ml Oliven- und Jojoba- oder je 20 ml Oliven- und Walnussöl mit 1 g Bienenwachs, jeweils 2 g Kakao- und Sheabutter sowie Lanolin und das künstliche Eucerin. Dazu gibt man beispielsweise 10 Tropfen Teebaumöl, 20 Tropfen D-Panthenol und 5 Tropfen Lavendelöl, Lemongras, Bergamotte oder Sandelholzöl.

GRUNDREZEPT FÜR CREME

Der einzige Unterschied zur Salbenherstellung ist, dass die im Wasserbad erwärmte Mischung aus Öl und Festiger anschließend mit Wasser verdünnt wird. Die Wassermenge ist unterschiedlich, je nachdem wie »fest« die

Creme werden soll. Man nimmt zwischen 60 bis 100 ml Wasser zu 30 ml Öl, 10 g Festiger, 12 g Emulgator und 10 Tropfen Teebaumöl.

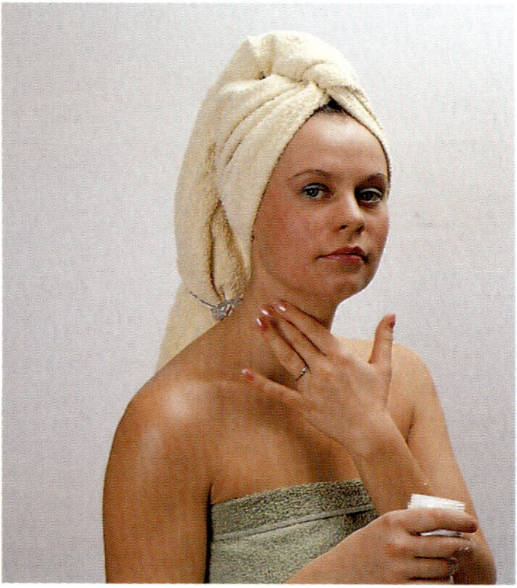

In einer Pfanne erhitzt man Wasser und stellt zwei Gläser hinein, eins mit Öl und Festiger, das andere mit Wasser gefüllt, bis die Gläser auf 60 °C erwärmt sind. Sie werden beide herausgenommen und das Wasser wird langsam, unter ständigem Rühren in die Mischung aus Öl und Festiger gegossen. Danach muss solange weiter gerührt werden, bis sich die Mischung abgekühlt hat. Die Wirkstoffe und andere ätherische Öle werden erst tropfenweise zugesetzt, wenn die Mischung soweit abgekühlt ist.

Teebaumöl sollte auf jeden Fall zugegeben werden, weil die Creme dann länger hält. Sie wird in eine saubere Dose gefüllt, die man verschließt, sobald die Creme abgekühlt ist. Bewahren Sie sie im Kühlschrank auf, da sie sich dort länger hält.

HAUTPFLEGECREME

Je nach Hauttyp empfehlen sich für die Pflegecreme unterschiedliche Zusätze, so z. B.

- für fettige Haut das Öl von Bergamotte, Eukalyptus, Geranien, Lavendel, Rosmarin, Salbei, Teebaum, Thymian, Wacholder, Zitronen oder Zypressen
- für trockene Haut das Öl von Geranien, Jasmin, Kamille, Lavendel, Orangen, Ringelblumen oder Sandelholz
- für unreine Haut das Öl von Kamille, Lavendel, Ringelblumen, Rosmarin, Teebaum, Thymian oder Wacholder
- für empfindliche Haut das Öl von Kamille, Lavendel und Rosen
- für reife Haut das Öl von Johanniskraut, Melissen, Ringelblumen, Teebaum, Rosen, Rosmarin
- für unreine Haut das Öl von Kamille, Lavendel, Ringelblumen, Rosmarin, Teebaum, Thymian, Wacholder

RINGELBLUMENCREME

Auch für diese Heilcreme sind die üblichen 10 Tropfen Teebaumöl als Konservierungsmittel angebracht. Sie hilft bei Bluterguss, Ekzemen, Geschwüren, Quetschungen, Wunden, Zerrungen und anderen Schäden der Haut. Sie zieht besser ein, weil sie 100 ml Wasser enthält, dazu 50 Tropfen Ringelblumentinktur sowie 30 ml Teebaumöl, 10 g Bienenwachs und 12 g Emulgator. Die weitere Zubereitung erfolgt genauso wie beim Grundrezept, nur dass man die Ringelblumentinktur in das Wasser tropft, bevor es erhitzt wird.

MÜCKEN-GEL

Gegen den Juckreiz nach Insektenstichen, eventuelle Entzündungen und andere, geringfügige Verletzungen der Haut hilft ein Gel aus ätherischen Ölen und Ringelblumen in folgenden Mengen:

20 ml Ringelblumentinktur, je 100 Tropfen Teebaum- und Lavendelöl, je 40 Tropfen Thymian-, Wintergrün- und Zedernholzöl, 100 ml Wasser, zwei Teelöffel Gelbildner.

In einem kleinen Gefäß werden die ätherischen Öle in die Tinktur getropft und gehen mit dem Alkohol eine haltbare Mischung ein. Diese wird mit Wasser verdünnt und der Gelbildner draufgestreut. Das kleine Gefäß wird verschlossen und kräftig geschüttelt. Hat es nicht die gewünschte Festigkeit, kann Wasser oder Gelbildner nachgefüllt und erneut kräftig geschüttelt werden.

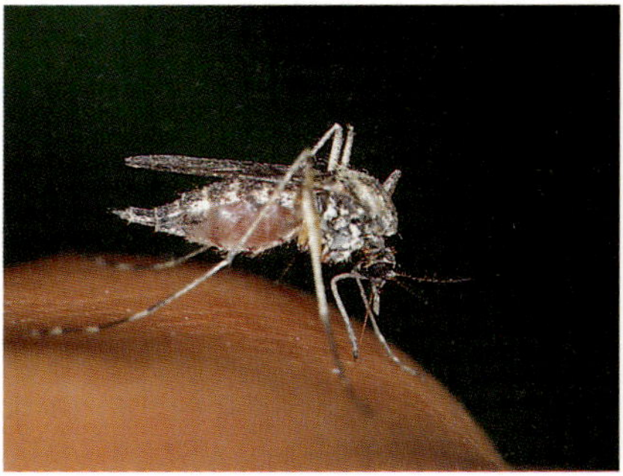

BADEÖLE

Vollbäder reinigen nicht nur Haut und Haar, sie regen auch an, beruhigen oder erfrischen, entspannen Muskeln und Gemüt. Diese unterschiedlichen Wirkungen werden durch Zusatz von Badeöl erreicht, das durch die Haut aufgenommen und zugleich eingeatmet wird. Das Grundrezept für ein Badeöl ist stets dasselbe:

80 bis 90 ml Pflanzenöl, 10 ml Emulgator (damit es sich mit dem Badewasser vermischt) und 5 bis 10 ml ätherisches Öl. Je nach Wunsch können noch 5 bis 10 ml reines Duftöl zugefügt werden. Diese Mischung wird einfach verrührt und in einen sauberen Behälter aus dunklem Glas gefüllt.

Darin hält sich das Badeöl etliche Wochen.

Vom Teebaumöl sollten in jeder Mischung 2 oder 3 Tropfen vorhanden sein, weil es zugleich milde desinfiziert und entspannt.

Beruhigend wirkt am Abend ein Badeöl aus 5 Tropfen Sandelholzöl und je 2 Tropfen Zitronen- und Ylang-Ylangöl. Erfrischend am Morgen sind dagegen 2 Tropfen Rosmarin- und 4 Tropfen Zitronenöl.

Ein Badezusatz gegen trockene Haut wird gemischt aus 80 ml Basisöl, je 5 ml Geranien- und Kamillenöl, 1 ml Teebaumöl und 10 ml Emulgator.

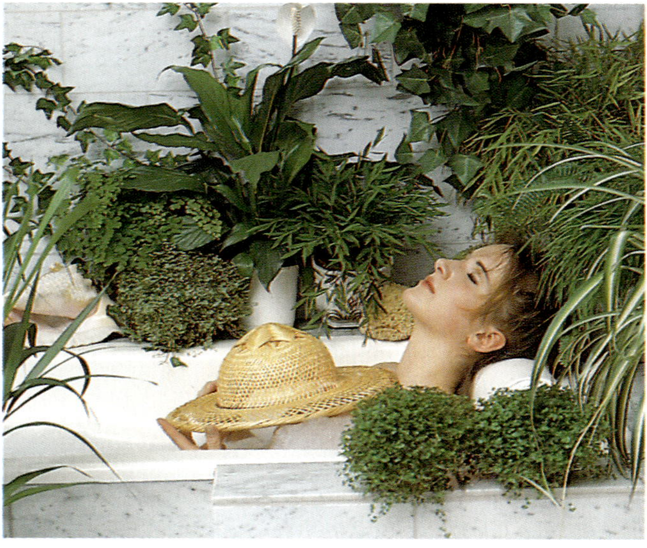

Nach dem Baden oder Duschen ist die Haut normalerweise trocken, muss also wieder gefettet werden. Das geschieht an Händen und Gesicht meist mit einer Pflegecreme oder einem Pflegeöl. Für den Körper stellen Sie am besten ein Pflegeöl her, das Sie individuell auf Ihren Hauttyp abstimmen können:

- Pflegeöl für trockene und spröde Haut bekommt auf 100 ml Jojobaöl 30 Tropfen Teebaumöl, 6 Tropfen Sandelholzöl und 4 Tropfen Neroliöl.
- Für fettige Haut tropft man 80 Tropfen Teebaumöl, 10 Tropfen Lavendelöl und 6 Tropfen Eisenkrautöl in 100 ml Jojobaöl.
- Für reifere Haut verwenden Sie je 10 Tropfen Rosen-, Weihrauch- und Teebaumöl in 100 ml Jojobaöl.

MASSAGEÖL

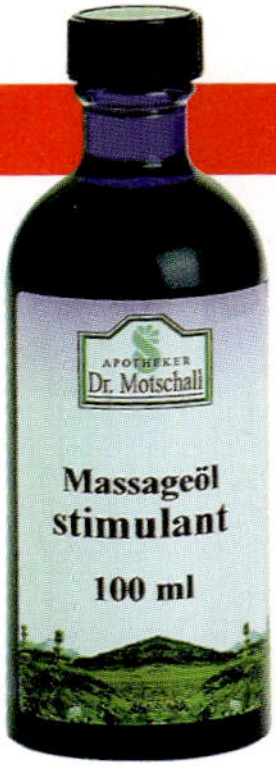

Für eine entspannende Massage braucht man nicht nur geschickte Hände, sondern auch ein Massageöl, das die Schmerzen lindert. Dafür gibt es eine ganze Reihe von Basisölen, die besonders hautverträglich sind und für anhaltende Muskelentspannung sorgen, wie etwa das Jojobaöl oder süßes Mandelöl. Mohnblütenöl erwärmt und lindert Schmerzen. Aber auch einfaches Avocadoöl, Latschenkieferöl, Nussöl, Olivenöl, Sonnenblumenöl, Weizenkeimöl und andere Öle sind gut als Trägeröl geeignet für die Massage. In diese Öle werden ätherische Öle getropft wie Thymianöl und natürlich Teebaumöl (10 Tropfen Teebaumöl auf 100 ml Pflanzenöl).

HAARPFLEGE

Die einfachste Methode ist es, eine Handvoll neutralem Shampoo 3 bis 5 Tropfen Teebaumöl zuzumischen. Vor dem Ausspülen lassen Sie das Shampoo zwei, drei Minuten einwirken, dann gründlich mit fest geschlossenen Augen auswaschen und spülen. Ebenso werden Haarkuren mit Teebaumöl eingerieben, nur dass man diese mindestens eine Viertelstunde einwirken lässt. Die Zusätze auf jeweils 100 ml Jojobaöl werden nach den unterschiedlichen Haartypen ausgesucht:

- für fettiges Haar 30 Tropfen Teebaumöl, 10 Tropfen Lavendelöl, 5 Tropfen Rosmarinöl
- für trockenes Haar 10 Tropfen Teebaumöl, je 3 Tropfen Sandelholz- und Neroliöl
- für normales Haar 10 Tropfen Teebaumöl, je 5 Tropfen Basilikum- und Lavendelöl

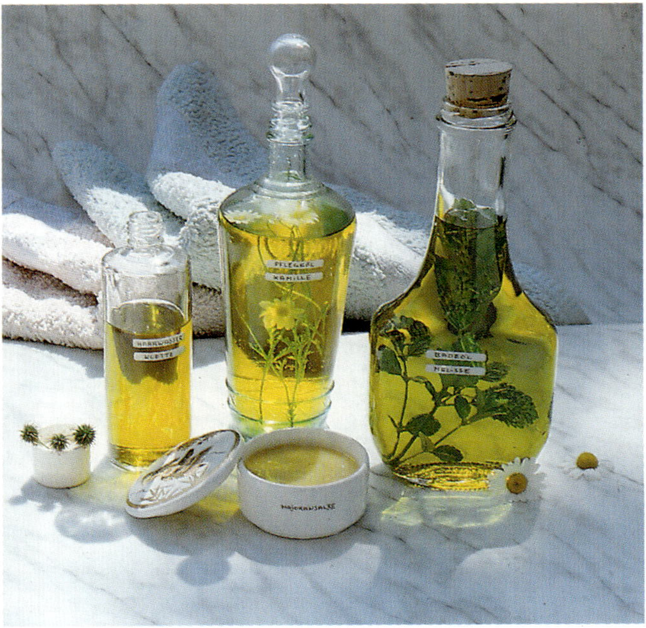

GESICHTSMASKE

Eine einfache Gesichtsmaske aus Pflanzenöl mit 2 Tropfen Teebaumöl gehört zum abendlichen Pflegeprogramm. Sie wird auf die vorgereinigte Haut aufgetragen, wirkt eine Viertelstunde ein und wird anschließend mit einem Papiertuch abgewischt. Wer sich eine richtige Packung auflegen will, rührt in 100 ml Sonnenblumenöl und 80 ml Weizen- oder Maiskeimöl 6 Esslöffel feine Haferflocken und 8 Tropfen Teebaumöl. Diese Mischung wird aufgetragen und sollte etwa eine halbe Stunde einwirken. Anschließend wirkt die Haut förmlich regeneriert.

Gesichtsmasken gibt es in vielen Variationen, angefangen mit Quark mit Gurkenscheiben bis zu Heilpackungen wie dieser:

Im Wasserbad werden 10 ml Jojobaöl mit 2 g Bienenwachs auf 60 °C angewärmt, dann abgekühlt und 5 g Bienenhonig, 3 Esslöffel Quark und 3 Tropfen Teebaumöl hineingerührt. Diese Mischung sollte ebenfalls eine halbe Stunde einwirken, bevor sie abgewaschen wird. Das glättet und reinigt die Haut.

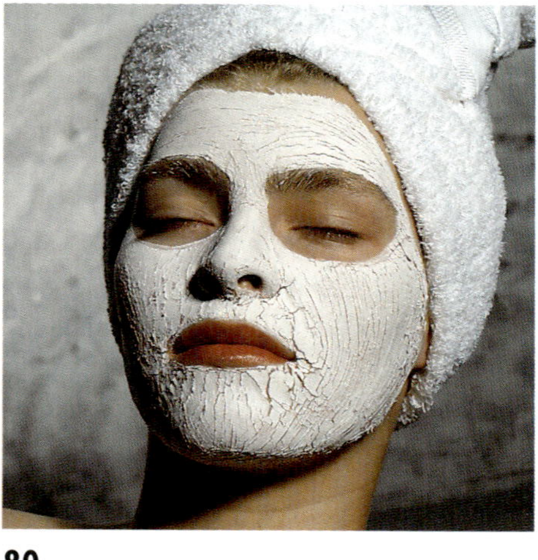

DAMPFBAD

Zwei Tropfen Teebaumöl in einer Schüssel voll heißem Wasser genügen. Das Gesicht wird so nahe darüber gehalten, wie es die Hitze erlaubt. Dabei legen Sie sich ein Handtuch über den Kopf. Halten Sie die Augen stets geschlossen, um Reizungen zu vermeiden. Die optimale Dauer für eine Dampfbad beträgt ca. 15 Minuten. Es gibt kaum eine bessere Methode, um die Poren zu öffnen und die Gesichtshaut zu entspannen. Darum sollte ein Dampfbad jeder anderen Behandlung vorausgehen.

REINIGUNGSMITTEL

Nach dem Abtrocknen ist die Haut oft trocken und muss rückgefettet werden. Das leistet schon ein Teelöffel Weizenkeimöl, das mit 2 Tropfen Teebaumöl vermischt wird, oder Sie verrühren in 50 ml stillem Mineralwasser 20 ml Hamameliswasser und jeweils 10 Tropfen Lavendel- und Teebaumöl. Das ergibt ein mildes Reinigungsmittel für die Gesichtshaut. Frisch gepresster Gemüsesaft von Gurken, Möhren oder Tomaten ist ein ebenfalls wirksamer Gesichtsreiniger, wenn ein Esslöffel davon mit einem Teelöffel Sahne und einem Teelöffel Olivenöl oder Sonnenblumenöl vermischt wird. Zwei Tropfen Teebaumöl dürfen in der Reinigungsmilch nicht fehlen.

PEELING

Wenn Wasser und Seife und Dampfbäder nicht helfen, bleibt nur noch übrig, die Gesichtshaut »abzuschmirgeln«. Das ist oft unvermeidlich, weil in fettiger Haut die Poren und Talgdrüsen verstopfen. Als Folge davon wird außerdem eine Hornschicht gebildet, die selbst unrein wirkt, aber auch weitere Verstopfungen verursacht. Hier muss behutsam »der Hobel angesetzt werden«. Das geschieht mit feinstem Seesand in einer Mischung aus gleichen Teilen Pflanzenöl und Mandelkleie mit der achtfachen Menge Mineralwasser. In 100 ml dieser Mischung werden 12 Tropfen Teebaumöl verrührt, bevor sie aufgetragen und nach kurzer Einwirkzeit abgerieben wird.

SCHÖNE HÄNDE

Wer sich die Hände schmutzig macht, braucht mehr als Wasser und Seife, um sie zu pflegen. Bereits wenn die Hände bei der ganz normalen Hausarbeit immer wieder nass werden, wird die Haut spröde und rissig. Alsbald stellen sich kleine Entzündungsherde ein, die durchaus schmerzhaft sein können. Seife allein desinfiziert dann nicht genug, ein paar Tropfen Teebaumöl auf die eingeseiften Hände dagegen beugen allen Mikroinfektionen vor. Wie eine Reinigungslotion zubereitet wird, ist bereits beschrieben worden.

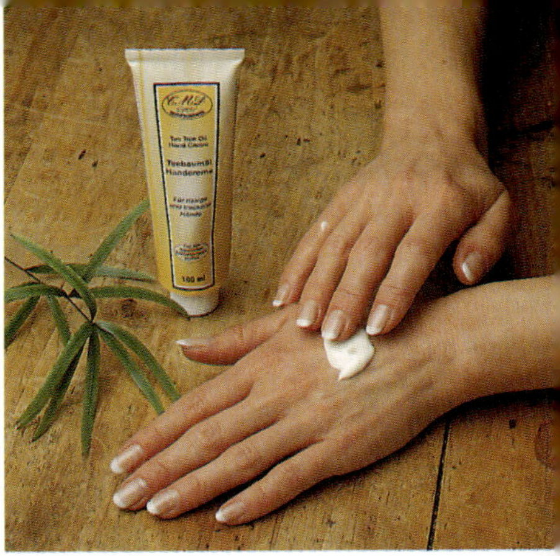

Zur schnellen Handpflege kann man 2 Teile Sojaöl mit 1 Teil Mandelöl mischen und 4 Tropfen Teebaumöl zugeben.

FUSSPFLEGE

Eine Lotion zur Fußpflege wird gemischt, indem zu 4 Teilen Sonnenblumenöl, je 1 Teil Avocado- und Sojaöl und 2 Teile Emulgator verrührt werden. Zum Schluss kommen 15 Tropfen Teebaumöl dazu. In einem Gefäß aus dunklem Glas hält sich dieses Fußpflegemittel im Kühlschrank einige Monate frisch.

TEEBAUMÖL IM HAUSHALT

Die desinfizierende Wirkung des Teebaumöls bewährt sich durchschlagend auch beim Reinigen der Wohnung, vor allem überall dort, wo es öfter und länger nass oder feucht wird und zugleich die größte Hygiene herrschen sollte, also in Küche und Bad, Dusche und WC, im Vorratskeller und in Bodenräumen. Hier siedeln sich am schnellsten Schimmelpilze und Schmarotzer an, die gesundheitliche Schäden verursachen können. Deshalb gibt es unzählige scharfe chemische Desinfektionsmittel, die radikal aufräumen, aber nicht immer umweltfreundlich sind.

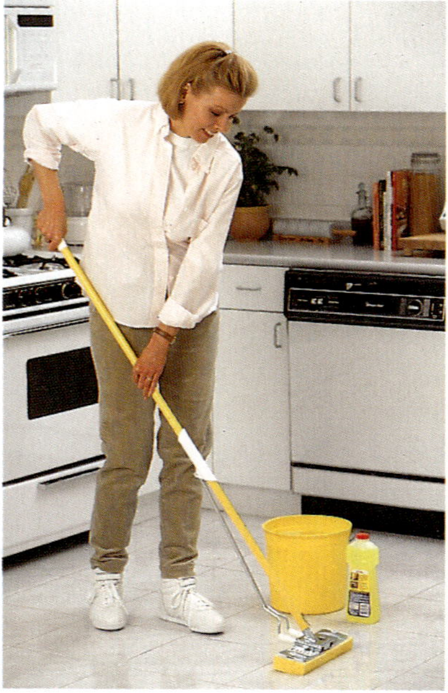

Desinfizierende und zugleich umweltfreundliche Putz-, Wisch- und Waschmittel erhält man auf einfachste Weise, indem einem umweltfreundlichen Reinigungsmittel einfach einige Tropfen Teebaumöl zugefügt werden. Das erspart zugleich die Gummihandschuhe, die ja auf Dauer auch nicht gerade hautfreundlich sind. Für diese Reinigungsmittel genügen preiswertere Teebaumöle der unteren Qualitätsstufen, so dass man 20 bis 40 Tropfen in einen Eimer Wasser mit umweltfreundlichem Reiniger zum Aufwischen geben kann.

Haushaltstipps

- Geben Sie zum Aufwischen des gefliesten Bodens immer etwas Lavendelöl ins Wischwasser, das gibt dem ganzen Raum einen frischen, natürlichen Duft.
- Gesünder als jedes Raumspray sind 7 Tropfen Teebaumöl, die auf dem Staubsaugerbeutel und -filter verteilt werden.
- Einige Tropfen Teebaumöl im Luftbefeuchter an den Heizkörpern macht die Raumluft frisch und rein.

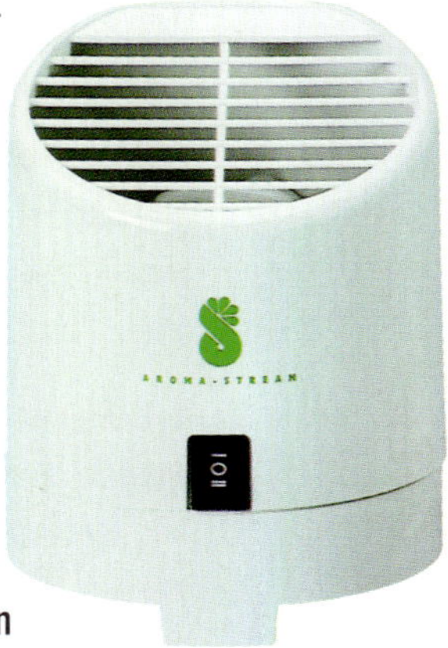

- Wird die Klimaanlage mit Teebaumöl betrieben, verbreitet sie weniger Bakterien und Pilze; Schimmelbelag und muffiger Geruch verschwinden. Es ist sogar nachgewiesen worden, dass Erkältungskrankheiten allein daraufhin abgenommen haben.
- In der Aromaduftlampe wirken einige Tropfen Teebaumöl besonders lieblich, wenn sie vorher mit einem Teelöffel Honig vermischt worden sind und erst danach in dem erwärmten Wasser verdunsten.
- Duftkissen und ähnliche Lavendel-Potpourris wehren sogar Insekten ab, wenn sie mit einigen Tropfen Teebaumöl beträufelt werden. Das hilft im Auto ebenso wie in Kleiderschränken gegen Motten.

- Leere Fläschchen von Teebaumöl spenden noch längere Zeit ihren Duft, wenn sie offen auf die warme Heizung gelegt werden.

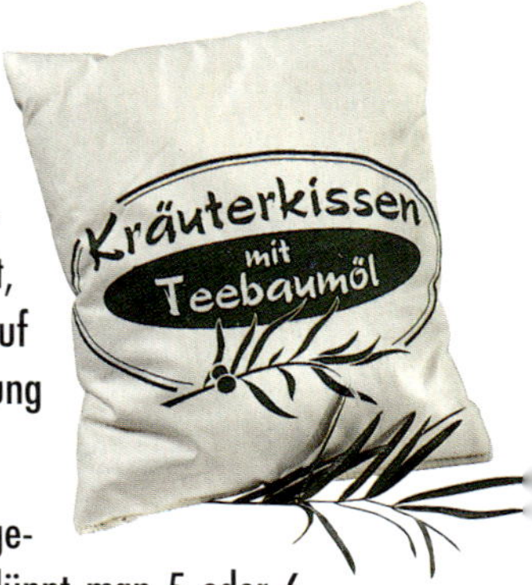

- Soll die Wäsche angenehm duften, verdünnt man 5 oder 6 Tropfen Teebaumöl mit 2 bis 3 Esslöffeln Essig und gibt dies in die Weichspülkammer oder in die Handwäsche. Die Wäsche wird so ohne Seife oder chemischen Zusatz kuschelweich.

- Wäsche und Windeln, die mit der Hand gewaschen werden, werden desinfiziert, wenn bis zu 80 Tropfen Teebaumöl mit einen Liter Wasser vermischt werden, sogar die Hausstaubmilben werden dadurch beseitigt.

- Mücken, Fliegen, Ameisen und anderes Ungeziefer werden allein schon durch den Duft des Teebaumöls in der Raumluft abgeschreckt. Dafür genügen wenige Tropfen in einer Schale mit heißem Wasser, die auf den Boden gestellt wird.

TIERPFLEGE MIT TEEBAUMÖL

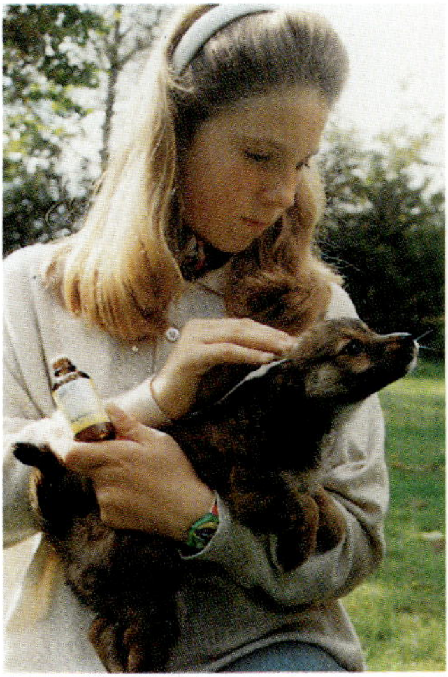

Während Insekten und Kleinparasiten das Teebaumöl meiden, wird die Pflege von Haus- und Nutztieren damit erleichtert.

Die allseits wirkende antiseptische Kraft dieses ätherischen Öls wirkt naturgemäß auch auf Wunden, die sich Tiere aus Kämpfen, Kratzern und durch Insektenbefall zuziehen. Sie heilen nicht nur schneller, sie sind zugleich vor Entzündungen und der Eiablage von Fliegen geschützt.

Werden Fell und Haut mit unverdünntem Teebaumöl oder einer 15%igen Lösung eingerieben, beugt das Ungeziefer- und Pilzbefall vor. Hunde sind sicher vor Zecken und ihre Ohren vor Milben. Von Pferden bis zu Springmäusen kann man jede Art von Haus- und Heimtier mit Spülungen oder Waschungen in einer wässrigen Lösung aus Mineralwasser und Teebaumöl vor Infektionen verschiedenster Ursachen bewahren. Je kleiner die (Käfig-)Tiere, um so verdünnter sollten die Lösungen angesetzt werden. Außerdem sind wie immer die Augen und Schnauzen vor den Wirkstoffen zu schützen. Werden Sprays verwendet, ist besondere Vorsicht am Platz, damit die Sprühfahne nicht in die falsche Richtung geweht wird. Aquarien- und Terrarientiere dürfen nicht mit Teebaumöl in Berührung kommen.

Für die Tierpflege mit Teebaumöl bieten einige Lieferanten Fertigpräparate in Form wässriger Lösungen oder in Spraydosen an. Teilweise enthalten sie auch andere ätherische Öle, um ihre Wirkung zu erhöhen. Sie riechen weniger stark nach Teebaumöl, sind aber besonders wirksam gegen Mikroben (Kleinstlebewesen wie Bakterien und Viren).

Wer sich lieber selbst helfen möchte, behandelt seine Tiere mit reinem Teebaumöl oder mit Mischungen, die aus anderen Ölen, Shampoos, Seifen oder stillem Mineralwasser hergestellt werden.

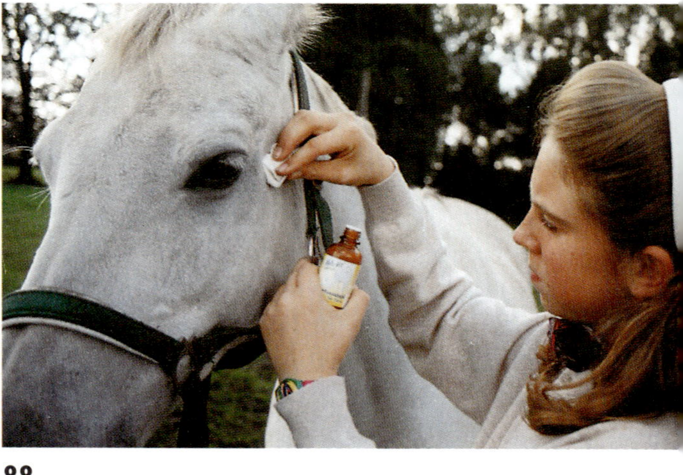

- Gegen Juckreiz als Folge von Ekzemen, Wunden oder von allergischen Reaktionen wird unverdünntes Teebaumöl täglich ein- oder mehrmals aufgetragen.
- Das Fell erhält seidigen Glanz, wenn vor dem täglichen Bürsten einige Tropfen Teebaumöl gegen den Strich eingerieben werden.
- Geschwüre heilen schneller und folgenloser, wenn unverdünntes Teebaumöl täglich ein- oder mehrmals aufgetragen wird.
- Pilzbefall auf der Tierhaut verschwindet, wenn sie ein- oder mehrmals täglich mit reinem Teebaumöl eingerieben wird.
- Ungeziefer jeglicher Art kann vorbeugend mit einigen Tropfen unverdünntem Teebaumöl in Shampoo oder Badewasser vermieden werden. Wo es sich dennoch eingefunden hat, hilft eine Verdünnung von 1 zu 6.

TEEBAUMÖL IM GARTEN

Gartenteiche und naturnah angelegte Feuchtgebiete sowie oben offene Vorratsbehälter für gesammeltes Regenwasser werden zunehmend beliebter. Was dabei herauskommt, ist an warmen Sommerabenden eine wahre Mückenplage. Bei ihrer Eiablage sind Stechmücken nicht wählerisch. Eine Gießkanne mit ein, zwei Litern Wasser, die zehn bis zwölf Tage im Garten steht, reicht ihnen für die unzählige Nachkommenschaft.

Verleiden Ihnen Stechmücken und Konsorten an lauschigen Sommerabenden den Aufenthalt auf der Terrasse, hilft der Duft des Teebaumöls, der die Mücken »verduften« lässt. Dafür genügen einige Tropfen reines Teebaumöl auf einer Untertasse oder in der Aromaduftlampe.

Es gibt auch eine ganze Palette von Pflanzenschutzmitteln mit Teebaumöl im Handel, mit denen man Schädlinge bekämpfen und andere Gartenprobleme auf natürliche Art und Weise lösen kann.

TEEBAUMÖL IM HANDEL

Fertigprodukte – die sanfte Pflegeserie

Wer weder Lust hat noch die Zeit aufbringen will, um sich selbst eine kosmetische Pflegeserie mit Teebaumöl herzustellen, kann auf die im Handel erhältlichen fertigen Produkte zurückgreifen. Die Programmpalette mit Produkten aus Teebaumöl oder mit Teebaumölzusätzen ist äußerst vielseitig.

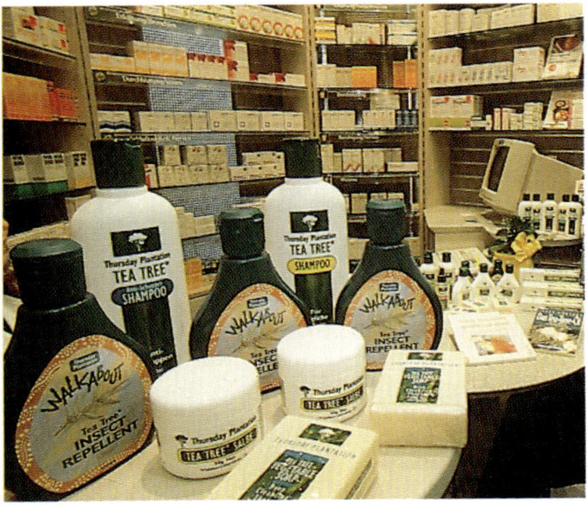

Zur Pflege des Mund- und Rachenraums sind Teebaumöl-Lutschtabletten im Handel erhältlich. Sie verleihen frischen Atem und beseitigen Mundgeruch. Ihr Ge-

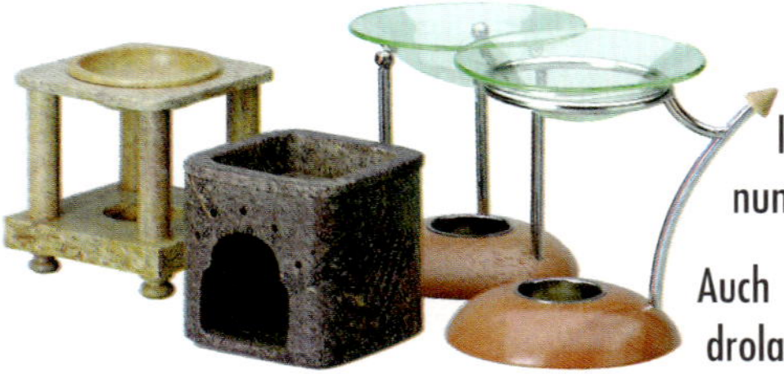

schmack ist allerdings gewöhnungsbedürftig.

Auch Duftwasser (Hydrolate) sind erhältlich. Sie enthalten etwa 1 % ätherisches Teebaumöl, dienen zur Reinigung der Haut und eignen sich zur Herstellung von Kosmetikprodukten. Außerdem werden sie für folgende Anwendungen empfohlen:

- in der Aromatherapie
- als Haarwasser bei Haar- und Kopfhautproblemen
- als Gesichtswasser bei Hautproblemen oder als Rasierwasser (eventuell etwas Alkohol und ätherische Öle zugeben)
- als Mundwasser
- als Badezusatz, z. B. für ein Fußbad

Zur Lösung von zahlreichen Hautproblemen bietet der Handel eine Reihe von fertigen Pflegeprodukten mit reinem Teebaumöl an:

Salben sind erhältlich mit unterschiedlich hohen Anteilen an Teebaumöl. In den meisten Fällen enthalten sie keine Konservierungsmittel, keine synthetischen Zusätze oder chemisch veränderte Naturstoffe.

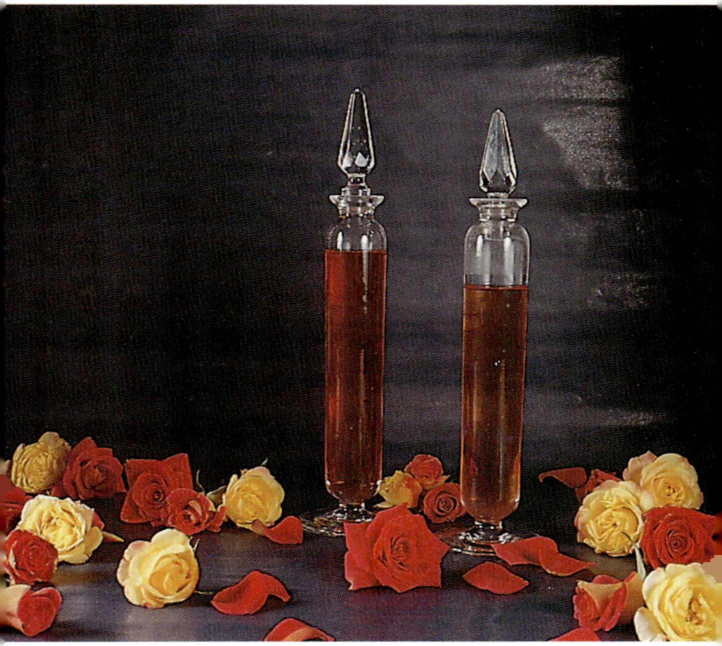

Teebaum-Hautöl gibt es in verschiedenen Konzentrationen: 0,5%ig für sehr empfindliche Haut und Babys, 4%ig für normal empfindliche Haut, 15%ig und 30%ig für die stellenweise Anwendung bei Hautproblemen.

Eine fertige Pflegecreme kann man auf den eigenen Hauttyp abgestimmt erwerben:

Bei fettiger und unreiner Haut wirkt sie regulierend auf die Talgproduktion, desinfiziert, schützt vor Sonne, Staub, Kälte und trockener Luft. Trockene und spröde

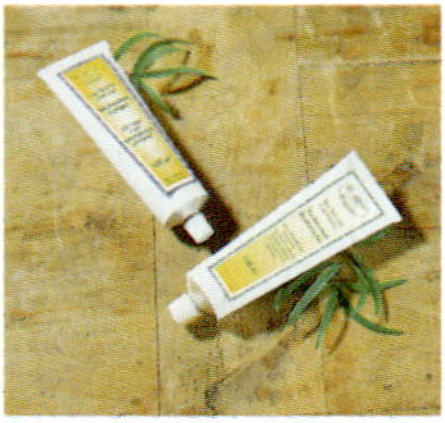

Haut wird vor dem Austrocknen und Umwelteinflüssen geschützt. Reifere Haut wird glatter, geschmeidiger, vor dem Austrocknen und Faltenbildung geschützt. Bei älterer Haut wird die nachlassende Talgbildung ersetzt.

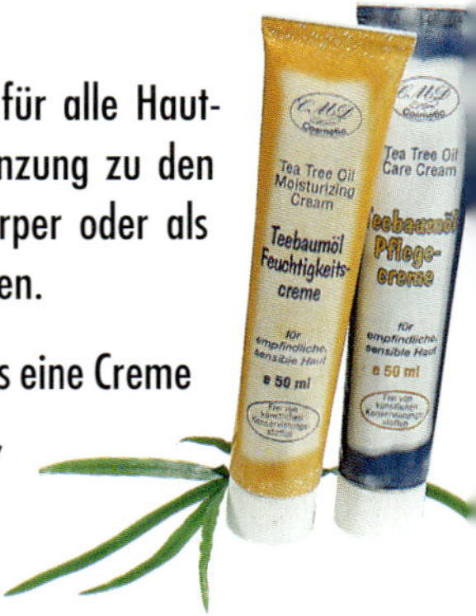

Pflegeöle gibt es ebenfalls für alle Hauttypen. Sie können als Ergänzung zu den Cremes für den ganzen Körper oder als Badezusatz verwendet werden.

Auch zur Lippenpflege gibt es eine Creme mit Teebaumöl für trockene, spröde und rissige Lippen. Sie schützt vor leichter Sonnenbestrahlung sowie bei Kälte.

Denkbar einfach ist die Zahnpflege mit Teebaumöl-Zahnpasta. Das Teebaumöl dient hier als antibakterieller Wirkstoff.

Die Rasierwasser mit Teebaumöl sind blutstillend und desinfizierend. Sie können auch anstelle von Rasiercreme vor der Rasur aufgetragen werden. Nach einer Minute kann man sich wie gewohnt rasieren.

Shampoo mit Teebaumöl reinigt und vitalisiert die Kopfhaut, entfernt Schuppen, reguliert die Talgdrüsen und gibt dem Haar Glanz und Fülle. Längeres Haar muss etwas länger gespült werden als sonst, damit es beim Auskämmen nicht ziept.

Wer sein Haar mit Teebaumöl intensiv pflegen möchte, für den gibt es auch dem individuellen Haartyp entsprechend Haarkuren für normales, trockenes oder fettiges Haar. Sie werden gleichmäßig auf Haar und Kopfhaut aufgetragen und eventuell leicht einmassiert. Wärme unterstützt die Wirkung, also z. B. ein vorgewärmtes Handtuch auflegen oder im Sommer in die Sonne gehen. Im Normalfall genügt es, die Kur eine Viertelstunde einwirken zu lassen. Wer eine sehr intensive Pflege bevorzugt, kann die Einwirkzeit aber auch auf mehrere Stunden ausdehnen (je länger, desto wirksamer), bevor die Haarkur mit einem milden Shampoo ausgewaschen wird.

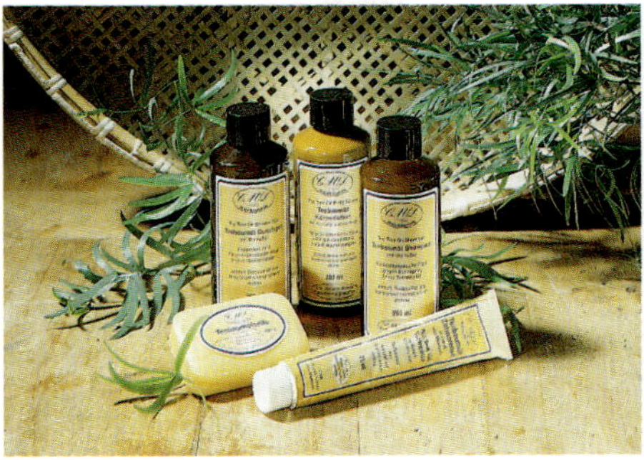

Zur täglichen Körperpflege gibt es auch Duschgel mit Teebaumöl. Eine kleine Menge auf die Badebürste genügt schon zu einer »schäumenden Ganzkörperreinigung«. Duschgel mit Teebaumöl reinigt nicht nur, sondern beugt auch der Bildung von Bakterienherden vor.

Die wohltuende und hautregenerierende Wirkung des

Teebaumöls kann man auch nach dem Sonnenbad mit einer After-Sun Lotion genießen, die mit dem australischen Öl angereichert wurde. Sie spendet der Haut viel Feuchtigkeit und ist ideal für trockene und strapazierte Haut, ist aber auch als Body-Lotion für problematische Haut geeignet. Sie zieht schnell ein, glättet und pflegt, ohne stark rückzufetten, weil die Haut ihre natürliche Fähigkeit behält, Feuchtigkeit zu speichern.

Ebenfalls erhältlich ist ein After-Sun Duschgel, das die Haut weich und geschmeidig hält, beruhigt und der Austrocknung vorbeugt.

After-Sun Gel ist als fettfreie Alternative nach dem Sonnenbad aufzutragen, insbesondere bei Unreinheiten, aber auch zur Regeneration und Beruhigung der Haut.

Für die Entspannung der Muskeln ist im Handel ein mit Teebaumöl angereichertes Massageöl erhältlich, das die Elastizität der Haut erhält. Das Teebaumöl darin unterstützt das allgemeine Wohlbefinden, denn es wirkt bei der Massage anregend und regenerierend.

Natürlich gibt es auch noch etliche andere Produkte mit Teebaumöl, die zur Körperpflege verwandt werden können, wie z. B.: Gesichtswasser, Reinigungsmilch, Seife, Pickel-Tupfer, Tinktur, Balsam, Lotionen, Gele, Sprays, Kräuterkissen mit Teebaumöl sowie viele Produkte zur Insekten- oder Mückenabwehr.

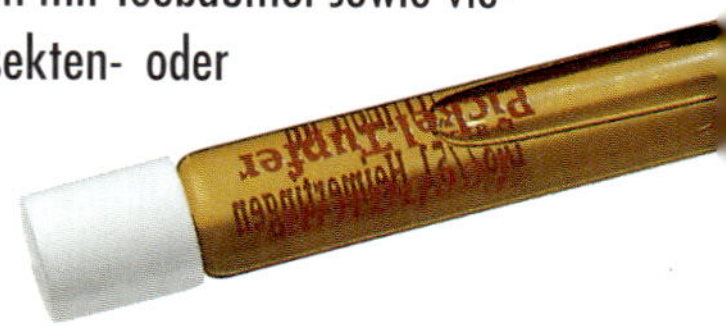

Auch für die Tierpflege gibt es Produkte mit Teebaumöl oder Teebaumölzusätzen im Handel:

Ein Fellpflegeshampoo sorgt für ein gesundes, glänzendes Fell, ist wohltuend für die Haut, reguliert die Talgdrüsentätigkeit und beruhigt gereizte Hautstellen. Es enthält hochwertige Pflanzenöle, natürliche Wachse, Proteine und Kräuteressenzen.

Um gereizte Hautstellen bei Haus- und Heimtieren einzureiben, wurde mit einem pflanzlichen Emulgator eine 15%ige Lösung aufbereitet. Diese ist insbesondere für empfindliche Kleintiere wie Welpen, Katzen, Nager und Vögel geeignet. Schließlich gibt es auch einen Pumpzerstäuber, mit dem Liegestätten eingesprüht werden, um schlechte Gerüche und Ungeziefer zu vertreiben. Damit kann das Teebaumöl auch auf gereizte Hautstellen aufgesprüht werden. Dabei muss natürlich der ausreichende Abstand von Maul und Augen eingehalten werden, denn auch hier gilt, dass Teebaumöl nicht mit Augen und Schleimhäuten in Berührung gebracht werden darf.

LEXIKON DER FACHBEGRIFFE

Allergie
Überempfindlichkeit gegen körperfremde Stoffe, die durch Berühren, Einatmen, Injizieren oder Verzehren ausgelöst wird

analgetisch
schmerzlindernd oder -stillend

antibakteriell
bakterienabtötend

Antibiotika
Von Schimmelpilzen erzeugte Stoffe, die Krankheitserreger abtöten

antiseptisch
Krankheitserreger in Wunden abtötend

Aromalampe / Aromaduftlampe
→ Duftlampe

Aromatherapie
Anwendung ätherischer Öle zu therapeutischen Zwecken ➜ Duftlampe

ätherische Öle
Leicht flüchtige Duftstoffe, die von Pflanzen gebildet werden, um Insekten anzulocken oder fernzuhalten

bakterizid
bakterienabtötend

Basisöl
Pflanzenöl, das mit Teebaumöl gemischt wird, um es zu verdünnen, zu binden oder seine Wirkung zu steigern

BFA
Biological Farmers of Australia, Dachorganisation der Betreiber von Teebaum-Plantagen mit ➜ kbA

Bonitierung
Sichtung und Bewertung von Zuchtpflanzen, um die besten für die Vermehrung auszulesen

Buschöl
Im australischen Busch aus Wildwuchs gewonnenes Teebaumöl (*bush tea tree oil*) von unterschiedlicher Qualität

chemical free

Chemiefreie Teebaumöle, die aus Blättern gewonnen werden, die nicht gedüngt und nicht mit synthetischen Pflanzenschutzmitteln behandelt worden sind

Cineol

Einer der beiden Hauptwirkstoffe im Teebaumöl, ein farbloser, kampferähnlich riechender Äther, der in zahlreichen anderen ätherischen Ölen enthalten ist

CTFA

Qualitätsrichtlinien und kosmetische Verordnung für die USA und Australien

desinfizieren

keimfrei machen

Destillation

Wärme-Trennverfahren für Flüssigkeiten, in dem sie erst verdampfen und anschließend bei unterschiedlichen Taupunkten kondensieren → Wasserdampfdestillation

destilliertes Wasser

Durch Destillation gereinigtes, nicht keimfrei gemachtes Wasser für medizinische Zwecke; nicht als Trinkwasser geeignet

Duftlampe

Eine Schale mit ätherischen Ölen angereicherten Wassers, das über einer Flamme oder elektrisch erhitzt wird

Emulsion

Verbindung zweier eigentlich nicht mischbarer Flüssigkeiten; Unter Zuhilfenahme eines → Emulgators werden feinste Tröpfchen der einen Flüssigkeit in der anderen verteilt

Emulgator

Lösungsvermittler, der die feinste Verteilung nicht mischbarer Flüssigkeiten ermöglicht und stabilisiert

Festiger

Konsistenzgeber, der Emulsionen aus Öl und Wasser festigt, damit sie sich streichen lassen

fungizid

pilzabtötendes Mittel

Heilerde

Keimfrei gemachter pulvriger Lehm für therapeutische und kosmetische Zwecke

Hydrolat

Das bei der → Wasserdampfdestillation von Teebaumöl kondensierte Wasser; auch Duftwasser

Hydrotherapie
Heilbehandlung mit Wasser

Immunsystem
Abwehrsystem des Körpers, das dafür sorgt, dass der Körper unempfänglich für Krankheitserreger ist

Industrieöl
Teebaumöl minderer Qualität für Reinigungs- und Desinfektionsmittel (*industrial oil*)

Inhalation
Einatmen von Heilmitteln über erhitztem Wasser, das mit ätherischen Ölen angereichert ist

Jojobaöl
Kein Öl, sondern flüssiges Wachs, das aus den Früchten des Jojobastrauchs kaltgepresst wird

Karbolsäure
→ Phenol

kbA
kontrollierter biologischer Anbau

Kompresse
Feuchter Umschlag, der mit einem trockenen Wolltuch umwickelt wird

Konsistenzgeber

→ Festiger

Kosmetiköl

Teebaumöl, das besonders gut riecht, die vorgeschriebenen Prozentzahlen der beiden Hauptwirkstoffe dabei nicht unbedingt einhalten muss (*cosmetic oil*)

lipophil

fettlöslich, löst andere Fette in sich auf

Mikroben

Kleinstlebewesen wie Bakterien, Viren und andere Mikroorganismen

Milben

Kleinstspinnen, die im Hausstaub sowie unter der Haut vorkommen und dort Krätze verursachen

Mykose

Durch Pilzbefall verursachte Krankheit

Packung

Auflage von → Heilerde, die mit Wasser, Essigwasser oder Kräuterabsud verrührt ist und mehrere Stunden kalt oder heiß auf Körperteilen aufgetragen bleibt

Pharmazeutisches Öl

Teebaumöl mit den von den → Qualitäts-Standards geforderten Gehalten, jedoch ohne den Nachweis, dass beim Anbau keine chemischen Pflanzenschutzmittel eingesetzt wurden (*pharmaceutical oil*)

Phenol

Vom Benzol abgeleitete Verbindung, die bei der thermischen Zersetzung von Kohle entsteht; farblose, kristalline Substanz, sehr gut löslich, Zwischenprodukt für Arzneimittel, Emulgatoren, früher auch Desinfektionsmittel

Pilzkrankheiten

Von Kleinstpilzen erzeugte Schäden, die das betroffene Gewebe zerstören

Qualitäts-Standards

Vorschrift der australischen Gesundheitsbehörde (AS 2782-1985), nach der im Teebaumöl der 1,8-Cineol-Gehalt unter 15 % und der Terpinen-4-ol-Gehalt über 30 % liegen muss

sekundäre Pflanzenstoffe

Heilkräftige oder würzende Wirkstoffe im pflanzlichen Gewebe

Selbstbehandlung

Linderung leichterer Beschwerden mit pflanzlichen Heilmitteln als eigene Maßnahme ohne ärztliche Hilfe

> Bei allen ernsteren Symptomen ist unbedingt ärztlicher Rat einzuholen. Nur nach medizinischer Diagnose kann die Anwendung ätherischer Öle nach genau eingehaltenen Rezepten durchgeführt werden.

Selektion

Auswahl der besten Nachkommen bei der Pflanzenzüchtung

Sitzbad

Gegen Unterleibsbeschwerden angewendete ➔ Hydrotherapie in einer Schüssel oder kleinen Wanne

Spülung

Behandlung weniger leicht zugänglicher Körperstellen mit gelösten Heilmitteln

Stabilisatoren

➔ Festiger

Technisches Öl

Teebaumöl für Reinigungsmittel, Seifen, und Pflanzenschutz, das die Grenzwerte von unter 10 % Cineol und über 30 % Terpinen-4-ol einhalten muss (*technical oil*)

Terpene
Hauptbestandteil in ätherischen Ölen

Terpinen
Terpenkohlenwasserstoff, der in ätherischen Ölen angenehm zitronenartig riecht; die farblose, ölige Substanz wird zur Geruchsverbesserung zahlreichen Fertigprodukten zugegeben

Trägeröl
→ Basisöl

Umschlag
Einseitiges Auflegen von einem Tuch mit Heilerde oder Heilpflanzen auf einen Körperteil

Wasserdampfdestillation
Gebräuchlichste Gewinnungsart von ätherischen Ölen, die von Wasserdampf aus dem pflanzlichen Gewebe freigesetzt werden

Wickel
Feuchtes Tuch, das unter trockenen Tüchern um Hals, Brust, Bauch, Bein oder Waden gewickelt wird

Wildernte
→ Buschöl

Zertifikat Organic A

Bestnote für Teebaumöl aus ➔ kbA mit weniger als 3,5 % ➔ Cineol und über 35 % ➔ Terpinen-4-ol; (*Certified Organic A*); ➔ Qualitäts-Standards

Zertifikat Organic B

Teebaumöl aus Plantagen, die auf ➔ kbA umgestellt werden; (*Certified Organic B*); ➔ Qualitäts-Standards

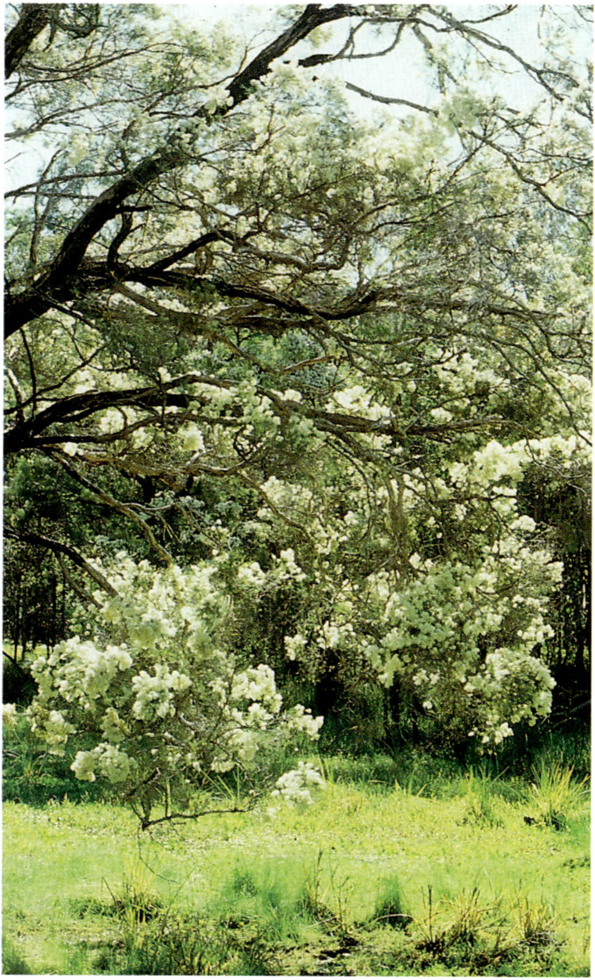

REGISTER

BILDQUELLENNACHWEIS

Australian Import Traders, Barber & Baldwin GmbH, Sonthofen:
1, 2, 5, 6, 10, 13, 16, 17, 21, 23, 26, 91, 108

Bera Naturprodukte, Rheine:
87, 88

Bergland-Pharma Naturheilmittel, Memmingen:
18, 25

Bild-Archiv Okapia KG, Frankfurt a. M.:
7, 8 (2. v. u.), 9, 29, 31, 34, 36, 39, 41, 44, 50, 51, 65, 67, 72, 75, 76, 79, 80

BioPräp Handelsgesellschaft mbH, Osnabrück:
12

Botanischer Garten München:
8 (1., 2. u. 4. v. o.)

Eimermacher GmbH & Co. KG, Nordwalde:
11, 15

Spinnrad GmbH, Gelsenkirchen:
69, 70, 77, 85, 92

Waschbär Umweltprodukt Versand GmbH, Freiburg:
83, 86, 94, 95, 96,

ZEFA Visual Media GmbH, Düsseldorf:
33, 43, 84, 93

Du même auteur :

Aux éditions Dzambala - Collection l'Esprit au Quotidien :

Vivre, mourir et vivre, 1996
La méditation dans l'action, 1996

Lama Jigmé Rinpoché

Vivre libre

Conseils aux adolescents

Editions Dzambala

Préface

Lorsque les adolescents posent des questions sur leur quotidien, sur ce qu'ils vivent, lorsqu'ils cherchent à savoir comment s'y prendre avec les autres, avec eux-mêmes, avec leurs parents, leurs professeurs et leurs amis..., que leur répondre ?

Jigmé Rinpoché a, pendant plusieurs années, rencontré des adolescents à l'occasion de stages qu'il a animés à leur intention, ou tout simplement lors d'échanges informels au gré des circonstances. Pendant tout ce temps, il a appris à les connaître, à se familiariser avec leur façon d'être.

Ce livre est donc le fruit d'une expérience. Il n'est pas un enseignement définitif. Il est plutôt un ensemble de conseils puisés dans la sagesse du Bouddha, des pistes données pour ceux qui cherchent, pour ceux qui souhaitent trouver par eux-mêmes des réponses à leur questionnement.

C'est un livre qui a été requis par des adolescents, c'est donc à eux qu'il s'adresse en premier lieu.

L'ADOLESCENCE

Un point de départ

En général, à l'adolescence, nous pensons que ce n'est que plus tard que nous pourrons vivre vraiment. Ce n'est pas vrai ! C'est dès maintenant qu'il nous faut vivre complètement les situations. C'est dès maintenant que nous pouvons acquérir les attitudes justes.

L'adolescence est un point de départ, le début du développement des qualités humaines. L'esprit est alors très clair, il découvre ; il peut donc tout concevoir et imaginer. L'adolescence est le temps de la nouveauté. C'est un moment qui peut être difficile car nous ne savons pas comment nous y prendre avec cette nouveauté. Comment faire face à tout ce qui jaillit et se manifeste ?

L'adolescence est également une période où nous pouvons commencer à comprendre par nous-mêmes. Mais cela demande un peu d'entraînement, sinon nous réagissons par à-coups, impulsivement. Si nous arrivons à comprendre ce qui nous arrive, nous pouvons nous ajuster aux situations, les vivre mieux. Comprendre nous permet de nous situer et de nous positionner. Ainsi, nous utilisons toutes les expériences que nous rencontrons, découvrant par nous-mêmes ce qui est bénéfique et ce qui ne l'est pas. Nous restons conscients de ce que nous faisons et, quelle que soit l'expérience rencontrée, nous l'utilisons comme un enrichissement. Voilà pourquoi l'adolescence est un moment très important de la vie .

Un moment à vivre intensément

Si, durant l'adolescence, nous arrivons à être conscients, à regarder ce qui nous arrive et à découvrir les qualités contenues dans les événements, cela nous donnera une expérience de vie, une force et une stabilité de l'esprit. Cela accroît nos capacités à nous développer et à rencontrer les autres. Cela nous permet également d'approfondir la connaissance de soi, la connaissance de l'esprit. Cela amène à la clarté.

Le danger est de croire que ce n'est pas un moment important, que nous ne vivrons vraiment que lorsque nous serons adultes. En fait, ce n'est pas le cas. Nous avons l'impression que l'adolescence est une vie au rabais qui sera meilleure, plus tard, quand nous serons majeurs et que nous travaillerons, quand nous aurons notre permis, quand nous serons mariés… Nous avons l'impression d'être des débutants, de découvrir sans cesse, et c'est très excitant. Si nous arrivons à utiliser ces sensations, cela nous prépare à mieux vivre l'avenir.

L'adolescence est un moment à vivre intensément, c'est ce qui nous permettra de vivre pleinement plus tard. Sinon, nous ne vivrons jamais vraiment. Pour ce faire, nous avons besoin d'informations, nous devons savoir comment nous y prendre. Il faut recevoir ces informations, y réfléchir et enfin les utiliser, les mettre en pratique au bon moment. Cela demande un esprit lucide.

Nous recevons sans cesse plein de messages de toutes sortes. Il nous faut les sélectionner, garder ceux qui nous semblent utiles et les mettre de côté afin de les utiliser au bon moment. L'adolescence est un moment idéal pour s'entraîner à cela.

Si nous ne trouvons pas cette clarté pendant l'adolescence, nous aurons une vie faite d'habitudes. Nous pouvons être très bien éduqués, avoir étudié beaucoup, emmagasiné plein de connaissances, mais en fait, c'est ce qui nous limitera. Nous serons enfermés dans nos connaissances, si nous ne les utilisons pas convenablement. La plupart des gens sont piégés par leur éducation et ne peuvent pas faire plus que ce qu'ils ont appris, ils sont prisonniers de leurs habitudes.

Pendant cette période de notre vie, de larges possibilités s'offrent à nous, il s'agit d'apprendre à utiliser notre éducation intelligemment, de façon créative. C'est d'un entraînement de l'esprit qu'il s'agit.

Un moment de fraîcheur

L'adolescence est ce moment de fraîcheur, de souplesse, d'ouverture durant lequel il nous faut rassembler les informations, les connaissances. Mais plutôt que de les subir, de les mettre de côté, il nous faut les préserver et les garder disponibles pour les expérimenter et les essayer. Lorsqu'une personne que nous n'apprécions pas trop prend la parole, nous avons tendance à juger systématiquement tout ce qu'elle dit comme ridicule et faux. Si un adulte nous dit : « avant de critiquer, prends le temps d'écouter » et si nous prenons ce temps, nous allons nous rendre compte que c'est utile et que ce qu'elle dit n'est pas si ridicule que ça. Il est possible de ne pas dépendre de nos connaissances mais de les maîtriser, de les utiliser pour nous enrichir.

Il ne sert à rien de « se mettre la pression » en se disant : «Je dois faire ceci, je dois faire comme ça.» Il suffit de garder nos connaissances et de les mettre en pratique lorsque les circonstances se présentent. Si nous expérimentons la vie de cette manière, l'esprit s'ouvre et nous acquérons la confiance en nous. La compréhension qui s'élève de l'expérience nous donne une vision claire de ce qui nous arrive et nous permet de mieux comprendre et expérimenter les situations. Cela devient un enrichissement continuel, une dynamique qui se développe d'elle-même.

l'adolescence

un moment

d'ouverture et de fraîcheur

CHAPITRE 1

L'ADOLESCENT À LA CROISÉE DES CHEMINS

Motivation

L'adolescent est à la croisée des chemins, l'esprit est ouvert et le corps plein de ressources. Il peut puiser son inspiration dans tous les exemples du quotidien, il est libre de choisir ses centres d'intérêt, ses activités et l'orientation à donner à sa vie. Le sens de cette vie humaine est de rendre notre vie créative, de ne pas la gaspiller. C'est un choix qui dépend de notre motivation et de notre état d'esprit. « Ce que je vais faire va-t-il être utile et bénéfique pour moi et pour les autres ? » Si nous nous posons cette question au démarrage de notre vie, notre esprit demeurera clair, et la mise en action nous sera facile. Nous saurons pourquoi nous agissons, et cela nous aidera à savoir de quelle manière réaliser nos actions. La vie devient facile. Chaque situation devient une expérience enrichissante et dynamique.

c
h
situation
q d
u y
devient une expérience
a
m
enrichissante
q
u
e

C'est à l'adolescence qu'il est bon de développer cet état d'esprit, parce qu'alors, tout est encore possible, l'esprit est souple. Cette souplesse permet de mieux vivre l'instant et sera très utile dans l'avenir. Nous entraînons l'esprit à être clair et il le deviendra de plus en plus. Si, par contre, dès le départ, nous laissons l'esprit dans la confusion, il sera plus difficile de le libérer.

Il faut comprendre qu'être un humain est une chance extraordinaire. Il y a là un immense potentiel, et nous avons la capacité de le faire mûrir, il s'agit de l'utiliser de façon juste et correcte. C'est comme le beurre qui est potentiellement dans le lait, pour l'obtenir il faut baratter le lait. C'est comme l'or qui est contenu dans le minerai, pour le trouver, il faut le raffiner. La manière de développer notre potentiel dépend de notre motivation et de notre état d'esprit.

Lorsque nous disons « bénéfique pour soi et pour les autres », rien n'est figé d'avance. Il s'agit d'expérimenter cela dans toutes circonstances de la vie. Il est question ici de prendre les autres en considération et de voir les conséquences de nos actions sur eux. Et ce, quoi que nous fassions. Des petites ou des grandes actions accomplies pour les autres, que reste-t-il ? Se poser cette question procure beaucoup de liberté dans l'esprit.

Créativité

En tant qu'être humain, nous avons à notre disposition un immense potentiel et une grande liberté. Pour les découvrir, il faut avoir un esprit très ouvert. La capacité de faire mûrir nos qualités dépend de nous, de la façon dont nous entrons en relation avec nous-mêmes et de ce que nous décidons de devenir.

La meilleure façon de vivre sa vie est de la rendre utile et créative. Ayant une existence humaine, nous pouvons en tirer le meilleur parti et la rendre créative pour nous, mais également pour les autres. Prenons comme exemple des personnes du passé. Quels que soient les individus, qu'ils aient été célèbres ou non, réfléchissons à ce qu'ils ont accompli. Nous nous rendons compte que beaucoup de gens ont eu une vie pleine, florissante, créative, riche, une vie remplie de satisfactions. Ce qu'ils ont fait a été bon pour eux, et ils ont légué quelque chose de bénéfique aux autres. Qu'ils soient célèbres ou non n'a pas d'importance. C'est ce qu'ils ont accompli qui nous intéresse, et parfois il s'agit d'actions très ordinaires. Ce qu'ils ont fait et légué a été bénéfique pour eux et pour ceux qui les ont suivis.

Lorsqu'on parle de ce qui est bénéfique « pour soi » , cela signifie nous-mêmes et notre entourage (la famille, les amis). Les « autres », ce sont tous ceux que notre action touche, directement ou indirectement.

Reconnaissance

Nous pouvons voir de ces choses laissées par les autres dans tous les domaines : la musique, la littérature, la peinture, l'architecture (un opéra de Mozart, un manga, Molière, la Joconde, des tags, Notre-Dame de Paris, un morceau de rock) mais également dans ce qui fait tout simplement notre quotidien : le banc qui a été posé près de l'arrêt du bus, la cabine téléphonique, le trottoir qui est propre, le petit pont qui passe au-dessus du ruisseau, le bonzaï sur le rebord de la fenêtre... Il y a toujours quelqu'un qui a été à l'origine, qui a conçu, fabriqué, imaginé ce qui se trouve à notre disposition aujourd'hui et qui a été laissé là pour que d'autres puissent en profiter.

Certains sont peu créatifs. Ils se laissent tout simplement porter par le courant de la vie et ne laissent rien de bénéfique derrière eux. Ils ne créent rien de bon, ni pour eux-mêmes, ni pour les autres. De ce fait, ils ressentent la vie comme quelque chose de lourd, ils travaillent jour après jour mais sans penser que cela puisse comporter un bienfait pour quiconque. Évidemment, nous avons tous à vivre la vie au quotidien, le travail, la routine, l'école, les études, mais **quelle que soit notre activité, c'est dans le quotidien que l'on peut devenir créatif et laisser un bienfait pour les autres.** Et lorsque nous sommes au démarrage de notre existence, nous avons la possibilité d'expérimenter une vie utile et bien remplie et de ne pas la gaspiller.

C'est pour cela que tout ce qui nous entoure, tout ce que nous rencontrons, à la ville comme à la campagne, nous amène à nous rappeler que ce sont des gens qui l'ont fait. Certains d'entre eux ont fait de leur mieux pour que ce soit utile aux autres. Ne nous limitons pas seulement aux grands chefs-d'œuvre, ou à des personnages célèbres. Il s'agit de considérer tous les aspects de la vie et de se souvenir qu'un ou des individus ont été à l'origine de ce qui existe et qui se trouve aujourd'hui devant nous : un parc en pleine ville, un hôpital, un supermarché, un landau ou un pull-over bien chaud. Cette réalisation, quelle qu'elle soit, a été utile pour les individus qui en sont à l'origine et bénéfique pour les autres. On peut parler d'un travail effectué et dédié au bienfait de tous. Ces personnes sont pour nous des exemples, des sources d'inspiration.

Inspiration

Lorsque nous considérons ce que les autres ont accompli, souvent, nous trouvons cela normal, nous n'allons pas voir plus loin. Mais si nous essayons d'y trouver un sens, cela devient inspirant et encourageant. Nous pouvons nous dire que nous aussi nous pourrions agir dans un sens utile et bénéfique. Nous pouvons tirer des leçons de ce qui se trouve autour de nous. Nous pouvons voir ce qui est positif et négatif, quelles erreurs ont été commises, ce qui a été fait de façon juste ou non. Où que nous allions, si nous sommes attentifs, nous pouvons apprendre énormément de choses, rien que par l'observation de ce qui nous entoure.

C'est une façon très ordinaire d'aborder la vie, mais qui n'est possible qu'avec l'état d'esprit approprié. Avec une motivation juste, tout ce qui nous entoure dans la vie peut devenir très étonnant. Où que nous soyons, ce que nous regardons et écoutons devient alors compréhensible, que ce soit un concert ou un match. Sans motivation juste, nous sommes coupés du monde, nous perdons l'interdépendance et le lien avec les autres.

Nous risquons d'agir sans réfléchir et de subir les événements. Si, par contre, nous prenons la peine d'approfondir, alors, toutes les situations deviennent enrichissantes, quel que soit le pays où nous vivons ou la culture à laquelle nous appartenons.

Utiliser les transformations

A l'adolescence, le corps change. Il se transforme. D'un corps d'enfant, nous passons à un corps d'adulte. Il nous faut apprendre à aborder la mutation, quelle qu'elle soit. Notre vie est marquée par le changement et les transformations. Il s'agit d'apprendre à les accepter et même à s'en servir. La plupart de nos problèmes, de nos difficultés viennent de ce que nous n'acceptons ni les changements, ni les transformations de la vie.

La modification du corps n'est qu'une mutation parmi d'autres. Il s'agit de savoir comment l'aborder. Les changements physiques sont le processus naturel de la vie. Pour bien les vivre, il est important de voir les réactions et les émotions qu'ils suscitent.

Si nous avons du mal à accepter cette transformation physique, aborder d'autres changements dans notre vie sera difficile. Il s'agit d'apprendre à s'adapter, d'accepter ce qui nous arrive sans le subir. C'est ce qui va nous permettre de trouver les réponses qui nous conviennent le mieux.

Rien n'est jamais pareil, tout se transforme sans cesse. Refuser cela nous rend étroits, limite l'esprit qui devient étriqué et serré. La souffrance est alors sans fin. En étant souples et en nous adaptant aux situations, sans y résister, nous avons accès à la clarté.

Il est donc important d'accepter ce corps tel qu'il est, en pleine mutation. Il y a ce moment, par exemple, où points noirs et boutons font irruption sur le visage. Nous nous sentons alors moches quand nous nous regardons dans la glace. Nous nous jugeons et nous avons l'impression que les autres ne voient que nos boutons. Si par contre nous voyons ces boutons comme un passage, un signe de transformation, de mutation, tout cela est plus facile à vivre. Avec un esprit ouvert et souple, nous acceptons le changement et l'intégrons à la vie. Les changements deviennent une évolution. Il y a aussi ce moment où nous avons du mal avec notre corps parce que d'un seul coup il grandit, s'allonge, et nous nous sentons maladroits. Nous avons l'impression d'être « une grande perche ». Il n'est pas possible de rester statique. Preuve en est que nous sommes aujourd'hui bien différents de ce que nous étions il y a un, deux ou cinq ans. **Accepter le changement, c'est être libre.**

La souplesse

L'adolescence est un moment de développement rapide, c'est ce qui fait la différence avec l'enfance. D'un coup, tout se déploie et prend de la force, aussi bien le corps que l'esprit. C'est un moment crucial, important, un virage dans la vie qu'il faut bien négocier car toute l'existence en sera empreinte.

la

FORCE EMOTIONNELLE

peut être utilisée

L'adolescence est une période pendant laquelle on peut établir des bases solides, un fondement pour la suite ; durant l'adolescence, la force émotionnelle et les transformations, loin d'être des obstacles, peuvent être utilisées pour s'enraciner.

Tout est plus facile à l'adolescence, mais il faut bien s'y prendre. C'est un âge de souplesse, l'esprit est plus disponible ; nous pouvons étudier et mémoriser plus facilement, nous pouvons comprendre vite. Avec l'âge par contre, tout devient difficile car nous devenons de plus en plus rigides : à trente ans, on est moins malléable ; à quarante, puis à cinquante, on l'est moins encore. C'est pour cette raison que, si nous vivons pleinement notre adolescence, les qualités acquises demeureront, nous resterons souples. **Souple signifie clair ; nous pouvons garder un esprit lucide et ouvert toute notre vie et continuer à accroître nos qualités et nos capacités.** Nous pouvons faire face aux diverses situations et les intégrer ; de cette manière, nous arrivons toujours à nos fins. La plupart des gens rencontrent des difficultés dans leur vie car ils ne comprennent pas ce qui leur arrive, ils ne comprennent pas les situations.

Il faut apprendre à tout intégrer. La spiritualité est liée à la vie quotidienne. Se connaître soi-même et connaître le monde, avoir toute sorte de connaissances, c'est cela qui nous permet de vivre vraiment les situations. Même si nous aimons certaines musiques, ça peut valoir le coup de s'intéresser à des morceaux que nous n'aurions jamais écoutés de nous-mêmes. Ou encore, si nos parents ont des amis que nous n'apprécions pas, ça peut être enrichissant de les écouter pour leur découvrir des qualités. Sinon, nous réagissons automatiquement, par habitude, comme une machine. On devient comme un ordinateur : on accumule des informations et on ne va jamais au-delà; c'est une attitude très pauvre. C'est comme ces personnes qui semblent très intelligentes car elles savent beaucoup de choses, elles sont très érudites, mais en fait, elles sont ignorantes, prisonnières de leur savoir. Elles sont confuses, elles ne peuvent comprendre les situations.

Voilà pourquoi il est tellement important de bien vivre l'adolescence, afin de préserver la fraîcheur et la souplesse tout au long de l'existence; sinon, au fil du temps, nous devenons rigides et fermés.

Durant l'enfance, nous sommes obligés de nous adapter, il n'y a que peu d'autonomie car nous sommes sous le contrôle de l'entourage. L'adolescence est une des périodes importantes de la vie car il y a beaucoup de liberté. Nous n'avons pas beaucoup de responsabilités, nous pouvons savourer la vie, nous pouvons faire beaucoup d'expériences. Le problème, ce sont les émotions qui sont de plus en plus fortes. Nous ne savons qu'en faire, et la tension s'installe. Et puis, il y a aussi l'attirance que nous ressentons pour telle fille ou tel garçon. Cette attirance peut être tellement forte que nous en perdons le sommeil et l'appétit. Tout cela peut être utilisé pour se découvrir et mieux se connaître. A l'âge adulte, nous sommes pris dans les responsabilités et les difficultés, et entreprendre cette démarche demande plus de temps et d'énergie.

Nous devons utiliser par nous-mêmes l'esprit lucide, l'intelligence et la clarté. Nous avons la capacité de maîtriser ce potentiel qui est en nous. Pour cela, nous devons apprendre à nous connaître, à prendre conscience de notre condition. Nous pouvons agir ainsi et en même temps utiliser ce qui nous arrive pour découvrir nos limites et nos capacités. Nous pouvons faire toutes sortes d'expériences et parallèlement nous en servir pour mieux nous connaître et nous comprendre. **L'adolescence est un moment privilégié pour faire des expériences, pour explorer la vie.** Mais il faut toujours se rappeler que ces expériences sont aussi un moyen d'apprendre à utiliser les situations. C'est également de cette façon que nous nous préparons à devenir adultes. Nous apprenons à être libres.

CHAPITRE II

LES ÉMOTIONS

A - Rencontrer ses émotions

Les émotions sont dites perturbatrices car ce qu'elles perturbent, c'est l'esprit. Elles en troublent la clarté. Mais elles sont également une puissante source d'énergie pour qui peut les utiliser. Pour utiliser les émotions, il faut apprendre ce qu'elles sont, comment elles fonctionnent, et ensuite s'en servir. Ayant compris le fonctionnement des émotions pour nous-mêmes, nous pouvons mieux comprendre les autres. L'esprit devient alors très lucide. Comprenant pourquoi les autres réagissent comme ils le font, nos réactions sont plus justes, notre attitude plus appropriée.

Pour arriver à cela, il est indispensable de bien se connaître et d'apprendre le mode d'emploi des émotions. L'émotion est une énergie neutre, c'est notre façon de la vivre qui la rend positive ou négative. C'est le cas lorsque nous sommes énervés par nos amis : soit la colère nous emporte, et l'émotion est alors négative, soit nous reconnaissons notre manque de patience et, dans ce cas, l'émotion devient source de bienfait. Autrement dit, si nous abordons les émotions négativement, elles vont devenir perturbatrices ; si nous le faisons positivement, elles deviennent créatrices et nous aident à grandir.

L'aspect confus

Dans les émotions, il y a un aspect confus. Et si nous nous regardons faire, nous verrons notre attachement et nos attentes qui entraînent d'autres émotions comme la jalousie, la colère et l'orgueil. Nous venons de rendre service en aidant des amis qui viennent de déménager. Sans qu'ils ne nous aient rien demandé, nous nous sommes portés volontaires pour aider à transporter les meubles. A la fin de la journée, nous nous attendons à être chaleureusement remerciés pour le coup de main. Et rien ! Juste un petit merci fatigué ! Et nous voilà en train de ressasser et de ruminer : « Après tout ce que j'ai fait pour eux, voilà comment ils me remercient ! On ne m'y reprendra plus ! » Nous réagissons comme cela tant que nous ne percevons pas vraiment ce qu'est l'esprit. A chaque fois que nous nous observons, nous voyons comment il fonctionne. Comment s'élèvent les émotions et comment nous sommes liés à leur mouvement. Pour faire cela, il faut être un minimum détendu. Il faut avoir un peu d'espace pour poser ce regard intérieur, tout en douceur et sans forcer. Même s'il y a attente et attachement, ce n'est pas un problème, nous pouvons toujours transformer le négatif en positif. Même si la jalousie s'élève, en voir la cause nous permet de ne pas nous laisser emporter. Si la colère prend place, nous regardons comment elle jaillit, sans être débordés. C'est ainsi qu'elle ne se transformera pas en haine. Si l'orgueil nous envahit, nous en prenons conscience, sans « nous faire avoir ». Plus les émotions s'élèvent, mieux on les comprend.

Chaque fois que nous voyons nos émotions, nous pouvons les comprendre, les utiliser et réagir de façon juste. Si nous nous laissons emporter par nos émotions et par les circonstances, nous ne maîtrisons pas ce qui nous arrive. De ce fait, nos réactions ne sont pas contrôlées, qu'elles soient justes ou erronées. L'esprit n'étant pas clair, il est prisonnier de ses habitudes. Si nous n'aimons pas quelqu'un, il suffira qu'il nous adresse la parole pour que nous soyons irrités. Quoi que cette personne dise, par la force de l'habitude, nous la rejetterons.

La clarté de l'esprit

Si nous nous entraînons à avoir une vision limpide de l'esprit et de la situation, nous en retirons plus de clarté et de compréhension. L'esprit grandit de lui-même. Notre façon d'être, nos idées, nos perceptions deviennent plus fines, notre vision est plus précise et nous sommes plus efficaces.

La clarté rend notre action efficace. La compréhension nous permet d'avoir de meilleurs résultats, ce qui enrichit notre expérience des choses. La vision claire que nous avons de nous-mêmes nous permet de comprendre les autres. C'est ainsi que, lorsque nous voyons notre meilleure amie prendre rendez-vous avec l'un de nos amis, tout à coup nous ressentons une profonde jalousie, nous avons du mal, au départ, à nous réjouir de la soirée qu'ils vont passer ensemble, sans nous… La manière dont nous dépendons des émotions est la même pour tous. Voir comment elles agissent en nous nous permet de comprendre comment elles influencent les autres. Nous ressentons mieux ce qui favorise chez l'autre l'erreur ou l'action juste.

L'esprit peut être très perspicace et rapide. Nous avons la capacité de comprendre clairement notre situation et ce qui nous arrive. **C'est ce que signifie « clarté de l'esprit » : nous voyons, nous comprenons, et nous réagissons.**

si nous 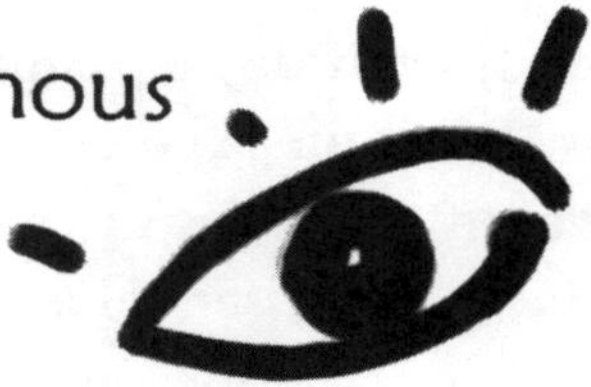

ce qui suscite l'émotion,

nous sommes

moins

dépendants

d'elle

Les conséquences de nos actes sont de nouvelles clefs de compréhension. Ainsi, les difficultés ne sont jamais un problème car nous savons comment y faire face et les dépasser. Elles ne peuvent donc nous arrêter longtemps dans notre évolution. Il s'agit de ne pas prendre les émotions trop au sérieux. Pour que la colère, la jalousie, l'orgueil ou le désir s'élèvent dans l'esprit, il faut qu'il y ait des circonstances qui les favorisent. La colère ne s'élève pas toute seule, nous ne sommes pas orgueilleux ou jaloux sans raisons. Si nous venons de faire un exposé et que tout le monde nous applaudit et nous félicite, nous avons de fortes chances de nous sentir fiers, voire orgueilleux, et de développer du mépris vis-à-vis de certains de nos camarades. Les émotions dépendent donc des idées que l'on se fait et des événements qui nous arrivent.

Ainsi, à chaque fois qu'une émotion vient nous perturber, il est important de voir ce qui la fait s'élever : qui la provoque, quelles circonstances, quelles opinions et quelles idées la suscitent. **Si on ne replace pas l'émotion dans son contexte, elle est juste un mot, une sensation, dont on ne sait que faire.** Si nous voyons ce qui suscite l'émotion, nous pouvons la prendre moins au sérieux, elle devient moins solide et nous sommes donc moins dépendants d'elle.

Parfois, nous ne nous sentons pas heureux. Nous ressentons comme un malaise qui vient d'on ne sait où. Et si nous regardons d'un peu plus près, nous nous apercevons que c'est parce que nous avions espéré quelque chose qui n'est pas arrivé. Nous sommes déçus, déprimés, voire même en colère, parce nous attendions quelque chose qui n'est pas venu. Tout cela s'élève comme un malaise intérieur, un mélange de tristesse, de peur, qui peut même devenir de l'angoisse. C'est on ne peut plus normal. Mais si nous nous laissons envahir par ces sentiments sans essayer de les comprendre, ils prendront de plus en plus de force.

Par contre, si nous essayons de voir en profondeur ce qui les suscite en nous, si nous examinons pourquoi ces peurs et ces émotions nous envahissent, si nous prenons conscience de tous ces liens qui tissent l'esprit et nous relient aux autres, alors nous pouvons comprendre les causes du malaise. Nous voyons de quoi dépendent l'irritation, la peur, l'attachement, l'orgueil et la jalousie, ce qui les fait s'élever dans l'esprit et comment ils nous rendent confus.

Si nous arrivons à faire cela, nous nous rendrons compte alors que notre problème n'est que passager et momentané. Si nous sommes très attirés par quelqu'un, tant que cette attirance dure, nous sommes fascinés, puis, l'esprit change et l'attirance devient rejet. Notre malaise dépend des circonstances et des émotions, il est temporaire. Il nous est donc possible de trouver des solutions en nous-mêmes et de remédier à cet inconfort. Chercher une solution à l'extérieur de soi, sans regarder en soi-même ne nous permettra pas de sortir du malaise.

Tout cela n'a de sens que si nous l'expérimentons et le mettons en pratique. Il est essentiel d'aller voir par nous-mêmes et d'explorer ce que nous sommes. Nous nous rendrons alors compte que bien des choses ne dépendent que de nous, de la manière dont nous vivons les situations. C'est ainsi que nous pouvons atteindre notre but. Nous ne pouvons pas maîtriser les autres, mais nous pouvons les comprendre. Les relations et la communication sont plus faciles et nous pouvons obtenir des résultats positifs.

Le regard intérieur

C'est pour cela qu'il est important, de temps en temps, de regarder à l'intérieur, d'observer comment nous fonctionnons. Si nous prenons ce temps, nous allons arriver à nous connaître, à comprendre nos réactions et par quels états nous passons. Notre état présent peut alors être le point de départ de notre transformation : c'est à partir de ce que nous sommes que nous pouvons nous développer.

Si nous ne regardons pas notre fonctionnement, nous croyons que nous ne pouvons ni changer ni évoluer. **Croire que notre orgueil, notre colère ou notre attachement ne finiront jamais nous empêche d'avancer.** C'est alors que la confusion prend à nouveau le dessus et nous piège. Il n'est bien sûr pas évident de changer les habitudes de l'esprit, de se renouveler, mais si nous voyons ce qui se passe en nous, nous pouvons de ce fait utiliser nos émotions pour nous transformer. Nous cherchons à éviter la souffrance et nous aspirons au bonheur. Mais nous nous sentons rarement heureux, car nous avons continuellement de l'espoir et des attentes.

Transformer l'attente

Souvent, nous n'arrivons pas à obtenir ce que nous désirons, nos projets se réalisent trop rarement à notre goût, et nous en souffrons. Nous ne comprenons pas pourquoi. Nous sommes très souvent dans l'attente. En fait, c'est le désir et la volonté d'être heureux qui nous font souffrir car nous ne pouvons atteindre le bonheur recherché. Nous nous sommes fait de très bons amis, nous avons envie de les voir souvent, de faire plein de choses ensemble. Puis un soir nous attendons qu'ils nous appellent, et voilà que le coup de fil tarde à venir. La soirée passe, et toujours pas d'appel. Nous commençons à être plutôt déçus, voire amers.

Il ne s'agit pas de renoncer au bonheur. Il s'agit de voir le désir, d'être conscients que nous sommes la plupart du temps en train d'espérer quelque chose. Et en regardant ainsi en nous-mêmes, nous pourrons utiliser cette espérance plutôt que de la subir.

Si nous essayons d'être heureux à tout prix, nous risquons d'échouer. C'est cette attitude qui provoque chez la plupart des gens de la souffrance et de l'insatisfaction. Si nous réfléchissons aux raisons qui nous empêchent d'être heureux, nous découvrons que c'est parce que nous avons des attentes et des désirs. Nous espérons toujours rencontrer le bonheur. Il est important de se poser la question : « Ces attentes vont-elles vraiment me mener au bonheur ? Ces désirs vont-ils vraiment me rendre heureux ? »

Nous pouvons trouver la réponse en nous, en voyant comment notre volonté de bien-être est liée à l'orgueil, à la jalousie ou à l'attachement. Notre espérance de bonheur est totalement colorée par les émotions. Si nous reconnaissons ce processus, nous pourrons nous transformer. En effet, rester prisonniers de l'attente n'est pas irrémédiable, une fois que nous l'avons détectée, il est possible de changer d'attitude. Nous ne restons pas figés dans nos désirs, nous pouvons avancer et nous dépasser.

Si nos amis tardent à nous appeler et que l'amertume commence à s'élever en nous, il nous est possible d'en prendre conscience, de ne pas nous laisser avoir par ce sentiment. Bien sûr l'amertume est là, mais nous pouvons la voir, l'accepter et décider de changer d'attitude intérieure. Quand le coup de fil tant attendu n'arrive pas, nous pouvons décider d'appeler nos amis, ou bien d'attendre tranquillement la prochaine rencontre pour en parler avec eux, ou encore nous dire qu'ils sont peut-être occupés et que c'est signe qu'il se passe des choses intéressantes pour eux et nous en réjouir.

Se retrouver

Au départ, cela demande un petit effort. Mais ensuite, avec l'habitude, nous nous rendons compte que nous obtenons des résultats. Avec le temps, il n'y a plus d'efforts à faire, il n'est plus nécessaire d'y penser, ce comportement devient naturel. Les difficultés ne nous bloquent plus. Et c'est la façon d'aborder la situation qui en fait une difficulté ou non. **C'est l'esprit qui décide de l'obstacle.** Si l'esprit est clair, si nous nous connaissons, si nous savons ce qui se passe en nous, alors nous sommes capables de réagir justement. Si notre esprit n'est pas clair et que nous ne regardons pas en nous, nous sommes prisonniers de nos émotions. Quand l'appel téléphonique espéré n'arrive pas, nous commençons à nous faire un film intérieur : ils ne nous aiment plus, ils ne nous trouvent pas intéressants, ils nous en veulent… bref nous projetons nos peurs à l'extérieur, sur les autres. En fait, il n'y a rien à rejeter ni à chercher, il suffit de se retrouver. Il s'agit de voir ce que nous sommes vraiment, de découvrir notre nature et d'apprendre à l'éprouver et à l'utiliser. Nous apprenons alors à vivre pleinement.

La plupart du temps, nous essayons de garder ce qui est positif et de rejeter ce qui est négatif. Nous nous battons souvent avec nous-mêmes. Or, il est inutile de s'inquiéter. Il n'est pas possible de toujours avoir du positif et d'éviter sans cesse le négatif. L'un et l'autre sont en nous. Notre nature propre est ainsi faite. Il est impossible de n'avoir qu'un aspect en nous. Si nous sommes conscients de cela et si nous comprenons ce fonctionnement, il nous est alors possible de le transformer tout naturellement. Le changement ne vient pas de l'extérieur. Cette capacité de transformation est en nous. Et si nous changeons intérieurement, notre relation aux autres change. Tout devient alors beaucoup plus facile.

B - Le chemin de l'expérience

De l'émotion à l'expérience

Lorsque nous sommes pris par l'émotion, elle envahit totalement l'esprit. Il est sous son contrôle, quoi que l'on voie, quoi que l'on entende, tout est interprété, compris, teinté, filtré par les émotions. Nous sommes en colère, nous commençons à voir rouge, comme si nous portions une paire de lunettes avec des verres teintés de rouge. Et, quoi que dise l'autre, quoi qu'il fasse, nous percevons ce qu'il dit et ce qu'il fait au travers de ce filtre rouge. Ou encore, la jalousie commence à monter en nous parce que nos deux meilleurs amis partent au cinéma ensemble et sans nous ! Voilà que notre paire de lunettes se teinte en vert. Verts de jalousie, nous avons du mal à nous reprendre et à penser clairement. Ou bien nous sommes déçus, notre attente n'est pas satisfaite, nos amis ne nous apportent pas la distraction attendue, et voilà qu'au fil des jours, au fil du temps, nos verres s'assombrissent. Nous commençons à broyer du noir, la déprime nous guette ! Le proviseur nous fait appeler dans son bureau, nous ne savons pas pourquoi, et en chemin nos verres bleuissent. Arrivés devant sa porte, nous frappons, entrons et nous voici pétrifiés par la peur, bleus de peur ! En fait, il s'agit d'apprendre à utiliser les arcs-en-ciel de nos lunettes plutôt que de nous laisser enfermer dans une perception du monde monochrome.

Il est essentiel de se retrouver. Pour cela, il est nécessaire de se préserver un espace de détente et d'ouverture. Lorsque l'esprit lâche prise et se détend, il devient plus clair et peut avoir une vision plus précise de ce qui lui arrive. Nous acquérons alors une marge de manœuvre beaucoup plus large, nous avons plus de choix, nous sommes donc capables de faire beaucoup de choses.

D'habitude, même si l'esprit est relativement clair, il est également sous l'emprise des émotions. Nous avons envie d'organiser une fête pour notre anniversaire. En réfléchissant à qui inviter, tout à coup nous nous souvenons que cet ami ne nous a pas donné signe de vie depuis des jours, que tel autre semble passer beaucoup plus de temps avec elle qu'avec nous, qu'elle ne nous a pas remerciés pour le coup de main que nous lui avons donné. Bref, la rancœur, la jalousie, la colère deviennent un obstacle à la mise en action de notre projet. Nos paroles et nos actions vont être émotionnelles, c'est-à-dire que nous allons dépendre de nos émotions. Cela va nous empêcher d'atteindre notre but, d'obtenir le résultat souhaité.

Par contre, lorsque les émotions s'élèvent, si elles ne nous emportent pas, l'esprit reste clair et nous pouvons avoir une vision lucide de notre situation. De ce fait, nous ne nous égarons pas et nous avons plus de chances d'obtenir ce que nous voulons.

Cela n'est pas évident au départ et demande de l'entraînement.

Le fait de comprendre notre situation par nous-mêmes donne envie de nous entraîner. L'entraînement crée une habitude dans l'esprit, une expérience de ce que nous sommes. La détente et la clarté peuvent être mises en pratique, la compréhension devient action. C'est ainsi que chaque fois que nous sommes irrités par quelqu'un, si nous nous exerçons à nous ouvrir, nous allons peu à peu découvrir des aspects de cette personne qui nous étaient inconnus.

Pour cela, il s'agit de garder les informations, les instructions et les conseils en mémoire, pour les appliquer si nécessaire. Il faut savoir ce qu'il faut faire pour le mettre en action le moment venu. Nous mettons en pratique les instructions par nous-mêmes, en situation. De cette façon, nous pouvons mesurer les progrès que nous accomplissons.

Si nous mettons ces conseils en action, nous nous rendons compte directement de ce qui se passe en nous,

nous pouvons observer nos réactions dans l'instant, et c'est cela le chemin de l'expérience. Ainsi, cette personne qui nous horripile devient pour nous un fabuleux exercice d'ouverture. Au départ, elle nous agace. Puis, peu à peu, nous voyons ce qui nous agace et pourquoi. Et au fil du temps, nous pouvons transformer l'agacement en patience et en tolérance.

L'espace

Lorsque nous sommes face au danger, il est important d'avoir de l'espace dans l'esprit, d'être détendus. Sans détente et sans espace intérieur, nous allons être dépendants de la peur et de nos émotions. Nous n'avons alors que peu de contrôle sur nous-mêmes.

S'il y a de l'espace, nous pouvons nous maîtriser, et la situation n'est plus aussi dangereuse.

Si nous sommes face à un danger, à une agression et que nous réagissons directement, sans réfléchir, cela favorise l'agression. Si, au contraire, nous sommes détendus et plus disponibles à la situation, cela atténue l'agression. En tout cas, lorsque nous sommes détendus, notre force augmente. Quand l'esprit est détendu, le corps gagne en force. Par contre, si l'esprit panique, nous contrôlons moins le corps. Quel que soit notre caractère, plus l'esprit est détendu, plus il est vif. Car nous avons alors une vision globale de la situation et une meilleure compréhension de ce qui nous arrive.

C'est ainsi que chaque situation peut nous apprendre quelque chose. Petit à petit, cela crée de nouvelles habitudes, de nouveaux réflexes, fondés sur la clarté de l'esprit et sur la compréhension des situations. Et au fil du temps, tout cela peut être mis en pratique et en action de plus en plus spontanément.

Par exemple, si quelqu'un nous injurie et nous incendie, notre réponse est plus juste et plus forte si nous comprenons pourquoi il agit ainsi. Si, au contraire, nous répondons impulsivement, sans prendre le temps d'observer ce qui se passe, nous sommes beaucoup plus fragiles. Cela se vérifie aussi bien dans les situations de compétition que dans les conflits et les négociations. D'une manière générale, dès que nous communiquons avec quelqu'un, si nous nous laissons emporter par nos émotions, nous devenons vulnérables.

Par contre, si nous comprenons ce qui se passe et que nous tenons compte des différentes personnes impliquées dans l'échange, cela rend plus stable. Nous nous retrouvons alors réellement face à la situation telle qu'elle est et non telle que nous l'imaginons. C'est ainsi que, dans l'échange avec les autres, nous pouvons nous exercer à écouter vraiment. Quand une personne nous parle, de quoi a-t-elle besoin ? Qu'est-ce qu'elle nous demande, directement ou indirectement ?

En restant dans l'apparence, à la surface des choses, nous sommes plus fragiles, car dans cet état d'esprit nous ne pouvons comprendre la motivation de l'autre. Donc le moindre conflit peut casser la relation. Si nous nous détendons, nous pouvons mieux comprendre ce qui nous arrive dans le quotidien ; que ce soit dans nos échanges, dans nos discussions ou lors de désaccords. Lorsque nous ne sommes pas compris, nous avons plus de confusion et nous avons du mal à réagir. Cela est valable dans toutes nos relations, que ce soit avec nos parents, nos amis ou dans les conflits.

Si l'esprit est détendu, l'écoute peut être meilleure, la compréhension plus grande et notre action plus juste.

Pour arriver à agir ainsi, un entraînement est nécessaire. Mais il ne faut rien forcer. Il s'agit de prendre conscience, par nous-mêmes, progressivement, de ce que nous vivons et de nos réactions. De temps à autre, il est bon de se remémorer les instructions reçues, de se rappeler comment agir et de les mettre en pratique. Y mettre trop de force et de volonté peut nous bloquer. C'est pourquoi, s'efforcer d'expérimenter les enseignements est nécessaire, tout en restant naturel. C'est pourquoi, quand l'émotion s'élève et que nous la repérons, il est important de prendre le temps de respirer. Sinon, l'émotion va

Si l'esprit est détendu notre action est plus juste

prendre toute la place et nous déborder. Respirer nous permet de faire de la place à l'intérieur de nous.

Si nous gardons ces idées à l'esprit, nous pourrons les expérimenter dans les situations ordinaires. C'est de cette façon que nous nous enrichissons, que notre compréhension s'approfondit, que les instructions deviennent une expérience personnelle. Nous devenons de plus en plus libres.

Cette façon de comprendre notre situation et de communiquer peut être mise en pratique dans tous les aspects de notre vie. Chaque situation nous permet une compréhension qui nous sert en d'autres occasions. C'est ainsi que nous devenons de plus en plus libres, de moins en moins perturbés par ce qui nous arrive.

Et même si nous sommes confus, nous pouvons comprendre pourquoi et, de ce fait, nous sommes moins perturbés. Quelqu'un peut continuer à nous irriter, mais à présent nous voyons ce qui favorise cette irritation. De ce fait, nous arrivons à mettre de la distance entre nous et l'émotion. C'est en allant à la source de la perturbation que l'on apprend à réagir de façon juste. Plus nous comprenons ce que nous vivons et plus nous trouvons les moyens de traiter les situations. Nous apprenons ainsi comment nous y prendre. L'esprit clair permet une compréhension rapide et une plus grande liberté. La clarté renforce notre énergie.

CHAPITRE III

LA MÉDITATION

La méditation nous apprend à utiliser le potentiel qui est en nous, la clarté fondamentale. A la base, l'esprit est lucide et connaissant. Il est obscurci et parasité par les pensées et les émotions. Méditer signifie faire connaissance avec notre esprit et lui donner un peu d'espace. Espace ne veut pas dire vide ; il ne s'agit pas d'empêcher le mouvement de l'esprit, ni de le bloquer. Donner de l'espace à l'esprit veut dire : voir clairement ce qui se passe et percevoir la fluidité de notre esprit.

Par la méditation, le Bouddha nous invite donc à être lucides et à comprendre par nous-mêmes. La méditation est une voie d'accès à la clarté qui est en nous. Méditer, c'est trouver un espace de détente qui permet la précision et la justesse. C'est une ouverture qui laisse de la place à notre intelligence.

Pour méditer, il suffit de s'asseoir, de se détendre et de regarder dans l'instant présent ce qui se passe en nous.

C'est ainsi que nous trouvons un espace qui nous permet de maîtriser ce qui nous arrive en toute situation. Et en toute circonstance, nous pouvons avoir une vision dénuée de confusion.

La méditation nous donne une perception limpide des situations. Sans cette limpidité, nous ne comprenons pas ce qui nous arrive et nous perdons de l'énergie et du temps à essayer d'atteindre nos buts. Tout devient alors compliqué et difficile. Cette limpidité de l'esprit nous est naturelle. Elle est notre nature d'être humain. Elle est notre condition fondamentale. Méditer, c'est s'entraîner à laisser la clarté se révéler et la vivre dans l'action.

La méditation est un mode d'être, une façon d'aborder le monde. Il s'agit de se créer de nouvelles habitudes, de permettre à l'esprit d'être naturel, tel qu'il est. Pour cela, il suffit de s'asseoir tranquillement, détendu, et de regarder ce qui s'élève dans l'esprit. C'est possible en toutes les occasions de la vie, mais toutefois, pour y arriver, il faut d'abord s'entraîner à la méditation assise. Cela demande du temps. Il n'est possible de créer de nouvelles habitudes qu'avec le temps. Cela ne veut pas dire qu'il n'y a rien à faire. **Il s'agit de méditer dans la continuité, c'est de la patience active.**

Quand nous comprenons ce qui se passe, quand l'esprit est clair, nous ressentons de la joie. C'est le contraire de l'insatisfaction. Lorsque l'esprit manque de clarté, il est perturbé par les émotions et insatisfait. Le fait de voir clairement ce qui se passe en nous nous détend en profondeur, nous permet de souffler. Quoi qu'il se passe autour de nous, que ce soit paisible ou agité, nous restons détendus, disponibles et ouverts. Cela nous procure une véritable joie, un bien-être intérieur. Nous pourrions ressentir de la plénitude au milieu du chaos le plus complet.

La position du corps et de l'esprit

Pour méditer, il nous faut être assis et silencieux. Le corps, la parole et l'esprit sont posés. Nous essayons alors de prendre conscience de ce qui se présente dans notre esprit, **d'être le témoin de ce qui se passe en nous à chaque instant.** C'est une question d'habitude et c'est pour cela qu'il est bon de méditer un peu chaque jour.

La durée importe peu, ce qui compte c'est la régularité. C'est ce qui va permettre aux capacités de se développer. Pendant le temps de la méditation, il s'agit d'être présent le plus possible, de se dédier à la pratique. Sinon, le risque est de se laisser emporter par les concepts, les idées, les pensées, de ne pas trouver d'espace et de ne pas changer. Si nous méditons vraiment, si nous restons conscients et lucides, alors la pratique va se développer d'elle-même.

Grâce à la régularité, l'esprit devient plus clair, et la méditation est de plus en plus facile. Les qualités de l'esprit se développent d'elles-mêmes. Il n'y a rien à chercher à l'extérieur de nous-mêmes. Nos capacités vont se révéler peu à peu. L'esprit est à l'intérieur, la clarté est en nous, et nous allons les découvrir.

Méditer, ce n'est pas réfléchir, ni cogiter. Les pensées prennent place spontanément, l'esprit réfléchit de lui-même, il nous suffit de le regarder s'agiter, d'observer ses mouvements. Pour étudier, par exemple, nous sommes obligés de faire beaucoup d'efforts. Si nous ne mettons pas de l'énergie, nous avons du mal à y arriver. Pour méditer, il s'agit du chemin inverse. Il n'y a aucune pression à mettre, aucune tension à avoir. Il est juste question de laisser la clarté de l'esprit se déployer naturellement. Il n'est pas besoin de créer ou de fabriquer la méditation. La clarté est déjà présente en nous. Et par la méditation elle se révèle spontanément. Pour cela, il suffit de regarder ce qui se passe à chaque instant, d'être conscient du présent, ici et maintenant.

La présence

Souvent, lorsque nous méditons, nous ne sommes plus dans le présent. Nous sommes distraits sans même nous en rendre compte. Nous croyons méditer, nous pensons que nous sommes conscients, que nous maîtrisons nos capacités, mais, en fait, nous nous laissons emporter par les pensées, les souvenirs, les projets. C'est lorsque nous réalisons que nous sommes distraits que notre méditation commence vraiment. **Nous pouvons alors faire la distinction entre l'esprit conscient et l'esprit distrait. Entre l'esprit qui voit et l'esprit qui est emporté. C'est le début de la clarté.**

La distraction

Quand nous nous apercevons que nous sommes distraits et en train de penser, il nous suffit simplement de revenir à la méditation. Petit à petit, nous allons changer notre habitude, nous nous laisserons de moins en moins emporter par la réflexion. Pour cela, nous avons besoin d'un peu de précision. Il n'est pas question de se demander si nos pensées sont bonnes ou mauvaises, il est question de ne plus les suivre, ne plus nourrir la réflexion et ne pas nous laisser emporter par l'avenir ou le passé.

L'attitude naturelle

Méditer, c'est accepter nos émotions et nos pensées. Cela signifie nous accepter tels que nous sommes, sans jugement. Il n'y a rien à attendre, il y a juste à voir et à lâcher. Attendre et espérer quelque chose de la méditation provoquera de la distraction, et l'agitation prendra à nouveau le dessus.

Il n'y a rien à attendre. Et même si cela paraît étrange et bizarre, il n'y a rien d'autre à faire que de rester naturel. **Nous avons en nous la capacité de méditer mais, pour la retrouver, il faut nous entraîner.**

Méditer, c'est rencontrer nos habitudes, en faire l'expérience, voir nos tendances et en faire naître de nouvelles. Il s'agit de prendre l'habitude de la clarté naturelle de l'esprit. A chaque fois que l'esprit est emporté par les souvenirs ou les projets, nous le suivons ; nous sommes entraînés par nos émotions et nous partons ainsi dans le passé ou l'avenir.

La nouvelle habitude va consister à voir ce mouvement de l'esprit et à revenir encore et encore à la méditation. Il est question ici de revenir au présent et à la conscience de l'instant. Ce que nous pensons n'est ni bon, ni mauvais. Le passé et l'avenir ne sont pas une mauvaise chose. Par contre, il s'agit d'être conscients de la façon dont ils occupent notre esprit. L'esprit, conscient de son mouvement, va peu à peu se pacifier. Méditer, c'est s'asseoir, détendu, et regarder en soi sans suivre ce qui s'élève. C'est laisser l'esprit devenir naturellement clair.

méditer

signifie

nous accepter

tels que nous sommes

sans

jugement

La respiration

Pour méditer, il nous faut une aide, un point de repère. Le support le plus accessible est la respiration. C'est simple : nous nous asseyons et nous respirons. Nous prenons conscience de notre respiration et, lorsque nous nous perdons dans nos pensées et dans nos émotions, nous revenons au fil de la respiration. Pour garder la présence et la lucidité durant la pratique, nous pouvons compter silencieusement vingt et une de nos respirations. Cela nous permet de voir nos progrès : au début nous resterons conscients le temps de cinq respirations, puis petit à petit nous passerons à dix. Au fil du temps, la capacité de l'esprit à rester conscient de ce qu'il fait s'étendra. Il sera clair de plus en plus longtemps.

La durée

La durée d'une session de méditation n'a pas d'importance. L'essentiel est de méditer régulièrement. C'est la continuité dans la pratique qui nous permet de changer nos habitudes. Sans régularité, il n'y a ni habitude de la pratique, ni clarté. Nous ne pouvons acquérir les fruits de la méditation. Au début, l'esprit est comme un chien sauvage qu'on apprivoise petit à petit. Nous nous familiarisons progressivement avec la méditation et avec ce qu'est l'esprit. Lorsque nous comptons la respiration, l'essentiel est de ne pas nous perdre dans l'agitation. Compter est juste un moyen, une méthode qui donne sa chance à la clarté de l'esprit.

CHAPITRE IV

LA MISE EN PRATIQUE

Dans nos relations avec les autres, nous tombons dans les extrêmes : parfois, nous pouvons rejeter les autres et leurs idées, devenir intolérants ou, à l'inverse, nous sommes naïfs, crédules, nous nous laissons emporter par tout ce qui passe et devenons influençables.

Nous avons vu jusqu'à présent qu'il était important de préserver l'attention consciente. Celle-ci nous permet de découvrir à la fois nos émotions et les attitudes des autres, qui sont pour nous des exemples, des sources d'inspiration. C'est un moyen qui nous permet de nous épanouir, de parcourir le chemin qui nous convient.

Cette façon de faire nous amène à examiner de près les situations lorsqu'elles se produisent dans notre vie, à développer un regard précis sur les événements qui nous arrivent. Il ne s'agit pas de se contrôler sans arrêt ! Il suffit de garder un peu de lucidité. Cet esprit critique nous protège du fanatisme ou de la naïveté. Ce n'est pas parce que quelqu'un dit ou fait quelque chose que nous allons le croire. Il n'y a pas de place pour la foi aveugle. Dans chaque situation, il faut considérer les circonstances et découvrir par nous-mêmes ce qui se passe. Comme nous avons aiguisé notre regard sur nos émotions, nous savons comment nous réagissons. Nous pouvons donc comprendre comment les autres, à leur tour, vivent et dépendent de leurs émotions. Cette façon de voir permet de ne pas être emporté par l'intolérance ou la crédulité.

A ne pas rencontrer les autres, à ne pas les découvrir, il y a le risque de rester superficiel et de devenir naïf, voire fanatique. Et c'est à cause du fanatisme et de la naïveté aveugle qu'il devient difficile de s'ouvrir vraiment aux autres. Les deux sont dangereux, car ils empêchent de vivre pleinement les situations, nous font vivre par procuration et nous privent de notre liberté.

LA FAMILLE

Négocier autrement

Négocier est lié à la motivation. Dans la négociation, il s'agit de développer à la fois la bienveillance et la fermeté. Il est important de s'entraîner à bien communiquer pendant l'adolescence, car, arrivé à l'âge adulte, c'est quelque chose qui, du coup, sera plus facile. Négocier signifie atteindre un objectif, réaliser un souhait, tout en gardant un esprit souple et bienveillant. Autrement dit, lorsque nous entrons en relation avec autrui, il s'agit de considérer les deux aspects de la relation : soi et l'autre. Si c'est le cas lors d'une négociation, nous avons de fortes chances d'arriver à nos fins, car nos paroles et attitudes seront teintées de respect.

Souvent, dans les négociations, il y a un gagnant et un perdant. Si nous communiquons dans cet état d'esprit, il y aura beaucoup de tensions et d'émotions, on voudra tirer la couverture à soi, et l'objectif sera d'être gagnant et de faire perdre l'autre.

Nous voulons plus d'argent de poche, nous le disons à notre père, qui commence à nous dire qu'avant de penser à avoir plus d'argent, nous ferions mieux de penser à nos études ! Au départ, nous l'écoutons sans rien dire, puis, peu à peu la colère monte. Il ferait mieux de s'occuper un peu plus de nous ! Et puis, tout ce qui compte pour lui c'est son travail, savoir si nous avons besoin de quelque chose ou non ne semble guère le préoccuper ! Et voilà l'escalade qui démarre !

Si nous essayons de vaincre à tout prix, les autres ne nous laisseront aucune chance, cela crée beaucoup de confusion dans l'esprit. Avec la bienveillance, nous considérons les deux aspects de la relation : soi et l'autre.

De ce fait, il y a moins de tensions, d'émotions, et moins de compétition. Nos paroles et nos actions sont plus détendues, plus déliées, et notre esprit est plus ouvert.

Lorsque nous pensons qu'il doit y avoir un gagnant et un perdant, notre esprit devient étroit. Par contre, lorsque nous partons de l'idée que tout le monde peut gagner, il y a moins d'attente, moins de peurs, moins de tensions. Notre esprit sera donc plus lucide et détendu. Au bout du compte, le résultat sera meilleur que si nous avions voulu être le premier et gagner au détriment de l'autre.

La confusion entraîne les peurs et les inquiétudes qui suscitent des émotions perturbatrices ; elles parasitent l'esprit et entravent nos capacités, notre intelligence et notre ouverture. C'est comme ce fameux soir où nous avions prévu de regarder un film d'aventure à la télévision. Le moment venu, nous entrons dans le salon et voilà que notre sœur a déjà allumé le poste pour regarder une autre émission. Nous commençons à nous disputer. Le ton monte. Les insultes fusent et les portes claquent. Dans ce genre de situation, notre esprit est complètement pris par les émotions. Dans la communication avec les autres, c'est parce que nous nous limitons aux mots et aux apparences que les problèmes jaillissent. Si l'esprit est plus libre, il y a plus d'espace, plus de discernement. Nous voyons mieux et comprenons mieux ce qui nous arrive et ce qui nous entoure. C'est ainsi que nous pouvons obtenir un résultat bénéfique à la fois pour nous-mêmes et pour l'autre.

Il vaut mieux éviter d'être superficiel et essayer de comprendre les mots échangés.

Négocier s'applique à la relation que nous établissons avec les parents, les amis, dans toutes les circonstances de la vie. Il faut d'abord comprendre qu'il est essentiel de communiquer. Ensuite, il s'agit de chercher comment entrer en relation avec les autres, afin de le faire au mieux. En fait, agir, c'est communiquer. Mais si nous ne comprenons pas le sens de notre action, il devient très difficile d'établir une relation avec les autres.

Si nous sommes trop pris par ce qui nous arrive, si nous nous limitons aux apparences, nous nous laissons piéger par ce que nous vivons. Nous sommes alors prisonniers de la situation, nous ne la comprenons pas, nous sommes bloqués dans notre relation aux autres.

Parents-Adolescents : se dire

Dans la relation avec les parents, souvent nous sommes en conflit, pris par les émotions. En réalité, ce ne sont pas les émotions qui sont importantes, elles ne sont que l'aspect superficiel. Ce que nous devons essayer de voir dans la relation, c'est comment nos parents comprennent la situation, quelle vision ils ont de nous, ce qu'ils attendent de nous. Ils n'ont pas d'idées négatives à notre égard, leur but n'est évidemment pas de nous nuire ou de nous embêter. Leur difficulté, c'est qu'ils ne savent pas comment s'y prendre, ni comment arriver à leurs fins, ils sont eux-mêmes pris par leurs propres émotions et ne s'en rendent pas compte. C'est pour cela que la communication devient conflictuelle, car parasitée par les émotions qui ne sont pas vues.

Si nous arrivons à comprendre ce processus, même si la relation avec nos parents est parfois difficile, ce n'est plus un problème, ce n'est plus lourd à vivre. Par contre, si nous ne faisons pas l'effort de comprendre nos parents, les conflits viennent sans cesse perturber la relation. C'est ainsi que nous sortons de plus en plus souvent avec nos amis le soir, mais voilà qu'à chaque fois il nous faut rentrer à minuit. Nos parents vont même jusqu'à nous interdire de sortie si nous ne sommes pas à l'heure ! De notre côté, nous nous sentons brimés et du leur, les parents sont préoccupés par notre bien-être. Cela devient un conflit de génération rempli d'intolérance.

Ce qui est important dans ces cas-là, c'est de tout faire pour garder le contact avec eux et leur parler. Ce qui compte, c'est de le faire sans être pris par les émotions, avec spontanéité. Leur dire la vérité sans attente, sans artifice. Cela est vrai aussi bien dans les cas difficiles que dans les situations banales de la vie. Si nous pouvons surmonter notre crainte et leur parler, la relation que nous établirons avec eux sera très profonde. Il n'y aura plus de souci à se faire pour communiquer avec eux. Au départ, les parents réagiront peut-être avec force, mais peu à peu ils comprendront ce dont nous leur parlons. Ils réaliseront la nécessité de nous écouter et de faire quelque chose pour nous aider.

Il est important de ne pas craindre les réactions que peuvent avoir nos parents, car alors, là aussi, une habitude peut s'installer. Cette habitude est bonne. Elle signifie qu'il est possible de communiquer nos difficultés à nos parents et qu'ils pourront nous aider, nous comprendre. Les parents ont des attentes et, lorsque nous voulons leur dire quelque chose, nous avons peur. Donc, de part et d'autre, enfants et parents sont méfiants et perdent l'habitude de s'entraider. Si nous n'avons pas peur de leurs réactions, si nous les acceptons, une compréhension nouvelle pourra s'installer, proche et fluide à la fois.

Cela est vrai aussi bien dans les problèmes de drogue que dans d'autres domaines. Parler veut dire : faire connaître le problème que nous avons, afin d'être aidés. Si un soir nous sommes rentrés en ayant trop bu et que nous tombons malades, nous allons essayer de cacher notre malaise et nous risquons de rester malades plus longtemps que nécessaire. La peur empêche la communication. Si nous essayons de nous ouvrir et de dire la vérité à nos parents, peu à peu les parents nous comprendront mieux et nous seront d'un certain secours.

Parfois, un grand fossé sépare parents et enfants. Cela nous semble normal : les enfants grandissent et veulent leur autonomie et les parents les considèrent toujours comme des enfants. Ce qui provoque des conflits, de la douleur, des perturbations, c'est la difficulté à se mettre à la place de l'autre. Ne pas pouvoir se placer d'un point de vue différent du nôtre nous empêche de comprendre la situation.

Parents-Adolescents : se comprendre

Parfois, nous sommes confus, nous manquons de clarté d'esprit, nous ne savons pas bien ce que nous désirons, et ce qui motive nos actes nous échappe. C'est souvent le cas des parents qui souhaitent donner à leurs enfants ce qu'il y a de meilleur. Seulement, ils se crispent sur le résultat désiré, ils sont pleins d'attente mais ils ne savent pas comment arriver à leurs fins et établir une relation juste avec leur enfant. De leur côté, les enfants ne comprennent pas leurs parents, ils ne voient pas où ils veulent en venir et, pour finir, ils se bloquent et n'admettent plus rien venant d'eux. Cette incompréhension réciproque aboutit à un refus de communication, à beaucoup de pressions et de tensions. Les enfants ne comprennent pas ce qui motive les interventions de leurs parents, et tout ce qu'ils perçoivent, ce sont des actes et des paroles qui leur paraissent inexplicables. Nos parents ne nous ont pas vus depuis plusieurs jours, nous étions chez nos grands-parents. Nous voici de nouveau de retour à la table familiale. Tout au long du repas, notre père nous rappelle combien il est important d'étudier, d'apprendre, pour avoir un métier plus tard et pour gagner de l'argent. Il nous dit qu'il est temps de prendre la vie au sérieux et de consacrer dorénavant tout notre temps à l'étude.

En général, les parents ne sont pas motivés par des intentions négatives, en fait, ils font de leur mieux, et cela nous énerve. Le problème, c'est qu'ils ne savent pas comment se faire comprendre, comment exprimer leurs intention, et leurs désirs. Et, de ce fait, la communication est bloquée.

De notre côté, nous ne sommes pas toujours très clairs non plus. Voilà que nous avons envie de réussir notre bac et d'aller à l'université. D'un autre côté, nous avons aussi envie de sortir et de nous amuser. C'est un sujet sur lequel nous nous accrochons souvent avec nos parents. Et, lorsque nous tentons de nous expliquer, de partager nos réflexions, nous ne nous comprenons pas.

Cela sera le cas jusqu'à ce que l'expérience nous fasse changer de point de vue. En attendant, c'est ainsi que le conflit des générations, ce fossé entre parents et enfants, se perpétue.

Plutôt que de se laisser emporter par les émotions, il faut comprendre ce qui se passe dans la relation. C'est alors que la communication peut évoluer. Ce n'est pas parce que nous ne sommes pas d'accord avec l'autre qu'il faut automatiquement se mettre en colère. Or, lorsque nous ne sommes pas d'accord avec quelqu'un, nous ne l'aimons pas; puisque nous ne l'aimons pas nous avons du ressentiment à son égard et nous sommes en colère contre lui. La colère et la haine bloquent la communication et empêchent d'évoluer. Chacun reste dans son coin, campe sur ses positions, garde sa propre vision. Et lorsque les parents tentent de dire quelque chose de positif, quand ils essaient de renouer le dialogue, c'est mal compris, et la relation ne fait qu'empirer.

Parents et enfants sont intimement liés. Ce lien rend la relation difficile parce qu'il y a trop de saisie, trop de tension, de pression et d'attente. Les parents veulent le meilleur pour leurs enfants. Cela part d'un bon sentiment, mais les enfants n'en comprennent pas l'aspect positif et ne perçoivent que la pression de leurs parents. Ils vivent leur attitude comme une continuelle exigence, ce qui fausse la communication. C'est pour cette raison que, même si nous ne sommes pas d'accord avec l'autre, s'appliquer à le comprendre est important.

LES AMIS

La relation d'amitié, au départ, n'est pas aussi intime que la relation avec les parents. Elle est beaucoup plus temporaire. L'amitié signifie être lié à quelqu'un, vivre et sentir les choses ensemble, travailler et s'amuser ensemble. Ce qui est important, c'est d'être conscients des émotions qui nous lient à l'autre.

Notre meilleure amie est quelqu'un que nous apprécions tant que nous aimerions passer tout notre temps avec elle. Seulement, au fil des jours, cette présence trop fréquente nous pèse. Nous sommes jaloux si elle fait des choses sans nous, notre exigence est de plus en plus forte. Il est nécessaire de préserver de l'espace dans la relation. Pour cela, il est important d'apprendre à se détendre. Il ne s'agit pas seulement d'une détente du corps, mais également de l'esprit. La détente nous permet de voir où nous en sommes dans l'amitié et dans la relation. Plutôt que de se laisser emporter par les émotions, il est possible de comprendre comment nous réagissons par rapport aux autres et notamment par rapport aux amis.

Se détendre permet de prendre conscience du type de relation que nous établissons.

Il ne s'agit pas de se contrôler tout le temps, d'être sans cesse sur le qui-vive. Il s'agit de regarder, de temps en temps, comment nous vivons les situations, d'y réfléchir afin de découvrir par nous-mêmes ce qui se passe entre nous et les autres.

Entre amis, nous nous influençons mutuellement : la façon d'être des uns déteint sur les autres. Si les amis avec qui nous sommes portent tous les cheveux courts, nous allons faire la même chose. S'ils sont tous vêtus de jeans, nous en mettrons aussi. S'ils préfèrent le rap, nous n'allons plus écouter que ça, s'ils fument, nous aussi… Nous pouvons être un exemple pour l'autre, ou, à l'inverse, prendre l'autre comme exemple et nous laisser alors influencer. Il est donc important d'avoir conscience de la direction que nous souhaitons donner à notre vie.

L'adolescence est une période riche en rencontres, et les amis que nous allons avoir sont nombreux et divers. Il est essentiel de garder l'esprit clair, d'avoir du discernement. Cela nous ramène à l'état d'esprit du départ, à ce qui motive nos actions. Si nous savons ce que nous voulons, nous pouvons agir en conséquence. C'est une attitude qui demande une certaine force.

LE DÉSESPOIR

Quand il n'y a plus d'espérance

Parfois, en nous et autour de nous, tout s'écroule : à l'école, ça ne marche plus, les professeurs ne nous comprennent pas, nous sommes en conflit avec les parents, le courant ne passe pas avec les ami(e)s. Bref, rien ne marche, on se sent mal. Nous ne savons plus que faire de nous-mêmes. Cela nous arrive à tous un jour ou l'autre.

Quand les émotions sont très fortes et les difficultés importantes, il peut y avoir des jeunes qui pensent au suicide, voire même qui passent à l'acte. Cela est dû au fait qu'ils ne perçoivent pas combien l'avenir est important. Ils n'ont pas d'espace pour trouver des solutions. L'esprit est trop étroit, il ne perçoit que le présent. Il s'agit de chercher des solutions qui permettent de surmonter les difficultés et la souffrance.

Le suicide est lié à la souffrance qui est devenue insupportable. En fait, la souffrance est temporaire, elle ne dure jamais. Si nous y réfléchissons, il y a toujours des solutions à la souffrance. Si nous n'y réfléchissons pas, la souffrance est trop dure à supporter. Mais pour avoir l'espace pour penser, il faut que l'esprit soit plus ouvert. Car si l'esprit est trop étroit, s'il saisit trop ce qui se passe, il ne peut pas être clair. Si nous pouvons prendre du temps pour penser, nous allons trouver de nombreuses solutions. A ce moment-là, il n'est plus nécessaire de faire appel au suicide. Le suicide signifie qu'il n'y a pas de solution et que la souffrance est ingérable. Donc, il est important de savoir que les solutions sont à portée de main, à partir du moment où l'esprit est ouvert.

Chez les adolescents, le suicide est toujours dû à des raisons récurrentes : problèmes familiaux, histoires d'amour. En y pensant, nous nous rendons compte que se détruire ne sert à rien puisque les solutions peuvent être trouvées. S'inspirer de la vie d'autres personnes peut aider à trouver ces solutions.

Le fait qu'il y ait des problèmes dans notre vie, au présent, est quelque chose de normal.

Ce qu'il est important de se rappeler, c'est que nous avons beaucoup de capacités, un grand potentiel, la possibilité de faire beaucoup de choses positives. Or, quand les soucis prennent trop de place, ils deviennent un obstacle. Notre vie peut être utile pour nous, mais aussi pour les autres.

Si nous touchons le fond de cette manière, cela ne veut pas dire qu'il n'y a plus d'issue. Même si parfois nous perdons toutes nos références et nos points de repère, nous pouvons toujours en sortir. Il y a toujours une porte de secours, un moyen de se transformer. Tout peut devenir positif, nous pouvons toujours renaître à nous-mêmes. Quand nous avons l'impression d'être perdus, en fait, nous avons encore de l'énergie quelque part en nous pour nous retrouver. Ainsi, nous voici au plus bas depuis quelques jours. Nous n'avons plus envie de téléphoner aux amis, plus très faim, pas envie de rire, ni envie de faire quoi que ce soit. Juste écouter de la musique toute la journée, allongés sur le lit, sans parler, les yeux fixés au plafond. Il est inutile de se conforter dans sa souffrance. Il vaut mieux s'efforcer de remonter le courant. Toute situation, même la pire, peut être dépassée. Ce n'est pas forcément facile et cela demande de la confiance en soi. Revenir à la clarté exige un certain effort.

Il est important de ne pas se laisser piéger par les situations difficiles, de ne pas se laisser séduire par la souffrance, de ne pas se laisser emporter par les difficultés. Si nous nous laissons submerger et entraîner par nos problèmes, nous nous paralysons avec l'impression qu'il est impossible d'en sortir.

Lorsque tout s'écroule, il arrive un moment où nous pouvons décider d'agir.

Il s'agit alors de prendre un autre chemin, de vivre les événements autrement. Nous décidons de prendre la situation en main, de ne plus être prisonniers des circonstances ou des habitudes, de ne plus nous dire que c'est impossible, de ne plus dépendre des autres ou faire comme eux. Nous mettons alors tout en œuvre pour aller mieux. Nous essayons de nous dépasser, de passer à autre chose. Il s'agit de retrouver la confiance en soi et d'y aller ! C'est possible ! En mettant toute notre énergie dans cette direction, nous verrons que cela marche ! Il faut utiliser toutes nos ressources pour refaire surface.

Il est essentiel d'y croire ! Lorsque tout s'écroule, lorsque nous sommes perdus, il y a vraiment une issue. Cela demande de la confiance en soi. Quel que soit le chemin que nous prenons pour nous en sortir, nous sommes capables de le parcourir, cela ne fait aucun doute. Si nous nous en donnons la peine et si nous y mettons de l'énergie, nous trouvons en nous les moyens de résoudre nos difficultés. Ainsi, allongés sur le lit, les yeux au plafond, la musique à fond, immobiles, nous pouvons encore nous poser des questions. « A quoi me sert cette attitude ? Est-ce qu'elle m'est utile ? Dans quel sens ? Est-ce que je décide de rester là-dedans ? Pourquoi ? Qu'est-ce que j'apprends sur moi, sur ma relation aux autres et au monde ? »

Nous avons vu au début qu'il est important de préserver l'état d'esprit juste, la bonne motivation : ce que nous accomplissons est utile pour soi et pour les autres. Les moyens pour nous transformer sont liés à cette motivation. Tout peut devenir un enseignement. Qu'il se passe quelque chose pour nous, pour les autres ou qu'il ne se passe rien, tout peut devenir une source d'inspiration. Si ce qui se passe est bénéfique, nous pouvons l'utiliser pour acquérir plus d'expérience et de liberté. Par contre, si ce qui se produit est négatif, si des maladresses sont commises autour de nous, nous pouvons en tirer des leçons. Il s'agit de lier à notre propre expérience ce que nous rencontrons. Les actions positives ainsi que les erreurs des autres peuvent nous servir. Cela nous permet de rester centrés et de toujours revenir au point essentiel : être libres.

Se dépasser

Il est important de se dépasser, de traverser les situations de la vie pour en faire quelque chose de bon pour nous. Il y a comme une évidence : si j'ai froid, je vais mettre une veste et, s'il fait chaud, n'ayant plus de raison de garder la veste, je l'enlève. Il en va de même pour les situations de la vie : il n'est pas nécessaire de subir. Et même si nous sommes adolescents, nous pouvons toujours trouver un moyen qui nous aide à aller au-delà de la situation. Bien sûr, il est possible de rester passif et d'attendre que passe la difficulté, mais souvent, dans ces cas-là, rien n'arrive. Le seul obstacle qui nous empêche de trouver la méthode juste, en nous-mêmes, c'est notre manque de clarté, c'est notre esprit qui est dans la confusion.

Si nous nous entraînons à la clarté de l'esprit, la vie devient un chemin de développement, le quotidien, un matériau de transformation. Cela est particulièrement vrai si nous préservons une ouverture et un état d'esprit dans lequel nous nous demandons ce qui peut être bénéfique pour les autres. De cette manière, il n'est plus possible de se tromper. Ainsi, l'autre jour, avec notre professeur, que par ailleurs nous aimons beaucoup, nous avons eu un échange plutôt agressif. Devant toute la classe, lorsqu'il nous a interrogés, nous lui avons répondu avec beaucoup d'arrogance.

Après coup, nous nous sommes sentis mal. En y réfléchissant, nous voyons que c'était pour « frimer » face aux autres. S'il y a erreur de notre part, elle n'est pas grave à partir du moment où nous sommes conscients de ce qui se passe. Certes, il y a erreur, mais il y a possibilité de se corriger...

Si nous agissons ainsi, ce que nous accomplissons est bénéfique pour nous, et nous faisons quelque chose d'utile pour les autres. Les situations et les circonstances, les expériences que nous vivons nous permettent de devenir chaque jour un peu plus un être humain à part entière. C'est le signe d'une vie créative et juste.

LES ÉTUDES

Aller à l'école et étudier occupe une grande partie de l'adolescence. C'est incontournable. Il s'agit de trouver les moyens de faciliter ce passage et de le vivre le mieux possible. Pour cela, il est important de se rappeler pourquoi nous étudions, quel sens nous donnons aux études. Cela nous rendra plus efficaces, et une grande partie du temps consacré à l'école et aux études aura une raison d'être.

C'est l'étude qui va nous rendre capable de réussir dans la vie. Souvent, nous préférons nous amuser, nous faire plaisir, plutôt que d'étudier. Agir ainsi nous rend confus. Si nous étudions lorsque nous sommes adolescents, que notre intelligence est en éveil, avec de grandes facilités pour apprendre, plus tard l'esprit sera plus habile, nous aurons plus de connaissances.

Il est important d'avoir des connaissances pour bien saisir les situations qui se présentent à nous dans la vie. Etudier est vaste et englobe bien des aspects de la vie. Avoir étudié et avoir intégré des connaissances sera important pour notre vie future. Etudier signifie gagner du temps. Pendant l'adolescence, l'esprit est aiguisé, clair, pointu. Plus tard, nous risquons d'avoir des regrets si nous n'avons pas mis ce temps à profit. Le savoir, quel qu'il soit, est utile pour l'avenir. C'est un outil qui nous permet d'être ouvert. Ainsi, nous n'aurons pas besoin d'être contrôlés par qui que ce soit. Si aujourd'hui nous ne saisissons pas l'importance de l'étude, dans l'avenir, quoi que nous souhaitions faire, il nous faudra dépendre de quelqu'un d'autre. Dépendre ici signifie que d'autres que nous contrôlent notre vie.

Ainsi, même si aujourd'hui tout cela semble peu important, le moment venu, l'importance nous sautera aux yeux. Et il y a de nombreux exemples autour de nous qui le confirment : certains sont libres et certains sont obligés de répondre à des ordres. Et donc, même si nous voulons être libres, ce n'est pas possible, car nous n'avons pas les moyens d'entrer en compétition avec les autres.

Pour avoir une vie réussie, le savoir est important.

« Comment gagner du temps lorsque j'étudie ? » C'est une question qui revient souvent. Tout d'abord, étudier, c'est quelque chose de tout à fait ordinaire et nécessaire. Lorsque nous commençons à étudier, nous devons essayer de garder un esprit clair, précis et concentré sur ce que nous faisons. « Lorsque j'étudie, j'étudie ! » La mémorisation et la réflexion se feront de façon plus dense et nous perdrons donc moins de temps. Si, à l'inverse, nous sommes sans cesse distraits, si nous ne sommes pas présents à ce que nous faisons et si nous nous interrompons sans arrêt, étudier devient pénible. Cela prend davantage de temps pour un résultat moins bon. Quelle que soit la quantité à étudier ou la difficulté rencontrée, si nous sommes précis et attentifs à ce que nous faisons, nous pouvons en venir à bout. Il nous restera alors du temps et de la disponibilité.

Souvent, nous essayons d'éviter l'étude ou d'y échapper. Nous avons du mal à nous mettre au travail, nous le remettons à plus tard, nous mélangeons détente et étude et nous manquons de précision. Nous commençons le travail, puis l'abandonnons, le reprenons, puis très vite nous laissons tomber.

Au bout du compte, nous n'avons pas vraiment étudié et nous ne sommes pas détendus.

En fait, nous risquons même d'en ressortir tendus. Nous avons l'impression d'avoir gaspillé et perdu notre temps. Si, par contre, nous ménageons un temps et un espace pour étudier avec précision, nous allons acquérir la régularité et la continuité. Le résultat sera visible. La régularité signifie se consacrer périodiquement à l'étude et ne faire que cela pendant un temps donné. Ensuite, nous sommes dégagés de cette tâche et disponibles pour passer à autre chose.

LA SÉDUCTION

Paraître

La séduction joue un rôle important dans la vie des adolescents. Ils attachent de l'importance à leur apparence : sur le plan physique, dans les façons d'agir, de s'habiller. Selon les époques, les cheveux seront longs ou courts, ou encore le jeans sera à pattes d'éléphant ou troué aux genoux, autrement dit, il s'agit de correspondre à une certaine image et de sembler fort. Il est important de voir comment nous nous laissons emporter dans la séduction. L'apparence que nous nous donnons est l'expression de notre énergie, de notre attitude d'esprit.

Pour comprendre la séduction, il faut comprendre l'esprit et ses perturbations telles que la jalousie, l'orgueil, l'attente… Comprendre comment l'esprit fonctionne permet de le stabiliser, il est moins emporté par ses perturbations. De ce fait, nos relations avec les autres sont plus stables et plus simples.

La séduction juste

Séduire signifie vouloir être quelqu'un, se trouver une identité. Pour devenir quelqu'un, pour se trouver, il faut

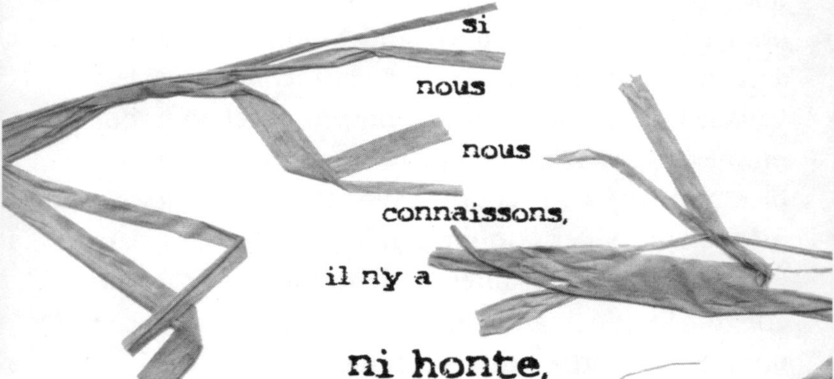

si

nous

nous

connaissons,

il n'y a

ni honte,

ni culpabilité

à avoir

savoir comment faire. Il s'agit d'abord d'accepter ce que nous sommes : nous avons un certain physique, certaines connaissances, des capacités qui nous sont propres. C'est ce qui nous différencie des autres, qui fait qu'ils ne sont pas comme nous. C'est en utilisant nos caractéristiques que nous allons trouver notre identité, trouver ce que nous avons de meilleur en nous. Quand nous sommes avec cet ami que nous estimons beaucoup, nous le trouvons séduisant, charmant, intelligent. A tel point que par moment nous avons complètement envie de lui ressembler. Sans nous en rendre vraiment compte, nous commençons à parler comme lui, à nous habiller pareil, à faire les mêmes plaisanteries. Tant que nous cherchons à être quelqu'un d'autre que nous-mêmes, cela crée de nombreuses perturbations et nous sommes dans l'attente de quelque chose d'impossible à réaliser. C'est très frustrant. Bien sûr il y a des tas de moments où, quand nous sommes avec nos amis, nous n'avons pas le même point de vue que tout le monde et nous le disons. Même s'ils ont tous aimé ce film culte, nous, nous n'avons pas apprécié. Nos goûts sont différents. Si nous acceptons ce que nous sommes et l'utilisons pour nous retrouver, la séduction devient alors une façon d'être authentique, d'être vraiment soi-même.

DIFFÉRENCES

Accepter les différences

La liberté reste possible en toutes circonstances. Si nous sommes conscients de notre condition, la liberté est possible. Nous sommes tous différents. Chacun trouve une liberté qui lui est propre. Nous ne pouvons être libres à la place de quelqu'un d'autre et inversement! Chaque personne a une situation qui lui appartient : certains sont issus d'une famille aisée, d'autres sont issus d'un milieu moins favorisé, certains ont une belle apparence et d'autres sont moins attirants. Il y a tous les cas de figure.

Accepter sa différence

Il s'agit d'accepter sa différence. Etre différent n'est pas un problème. Avec nos particularités, nous pouvons trouver une situation qui nous corresponde, notre propre façon d'être libre. Cette idée est importante car bien souvent le fait de ne pas avoir le physique ou le milieu social rêvé nous démoralise. Nous voyons dans les magazines que les femmes qui sont jugées belles sont grandes, minces, blondes et nous c'est tout le contraire. Ou bien à la télévision les hommes qui sont admirés sont bronzés, musclés, intelligents. Quand en plus ils vivent dans des villas où tout le bien-être matériel est à disposition, nous risquons par moment de ne pas nous sentir à l'aise dans notre milieu et de nous dévaloriser, par comparaison. Il nous faut utiliser les circonstances dans lesquelles nous nous trouvons pour découvrir un mode de vie juste, une attitude et une façon d'être qui nous apportent satisfaction. Cela en toutes circonstances, aussi bien avec nos amis qu'en faisant la fête ou en travaillant.

Trouver le sens

La conscience juste s'élève de la compréhension. Pour être libre, il faut comprendre. Si nous n'essayons pas de comprendre les circonstances dans lesquelles nous sommes, nous risquons de faire du surplace et de ne pas nous transformer. Si nous cherchons le sens de ce que nous vivons, nous devenons plus clairs. Récemment, nous avons eu du mal avec nos parents, nous nous disputons souvent. En plus, notre meilleur ami semble nous faire la tête, et les études sont plus difficiles à suivre que d'habitude. En y pensant, nous nous rendons compte que c'est l'occasion de réfléchir à nos relations, de faire le point sur ce que nous voulons faire de notre vie et de transformer ce moment difficile en occasion de grandir. Quelles que soient les circonstances que nous rencontrons, il y a toujours un moyen de leur donner du sens et d'en retirer un bienfait. En effet, toute situation comporte plusieurs aspects, parmi lesquels certains sont positifs.

LA DROGUE

Fausse liberté

Bien des gens parlent de la drogue comme d'une expérience enrichissante. En réalité, elle n'apporte aucun bienfait et n'est d'aucune utilité. Lorsque nous prenons de la drogue, nous avons l'impression d'y trouver une plus grande liberté. En fait, dans les stupéfiants, nous perdons nos capacités humaines, nous nous affaiblissons.

A propos de la drogue, il existe des opinions différentes : certains conseillent d'en prendre un peu car cela donne une vision nouvelle de la vie, d'autres pensent qu'il n'y a rien de bon à trouver là-dedans, d'autres encore se disent que cela ne peut être foncièrement mauvais, certains en font même un mode de vie. Il faut considérer la drogue de façon logique : tôt ou tard, elle réduit les capacités. C'est là le point essentiel : elle parasite l'intelligence et la clarté.

Expérience inutile

La drogue procure parfois des expériences très agréables, mais elles ne servent à rien, nous ne pouvons rien en tirer, elles ne sont pas enrichissantes. Les expériences qui s'élèvent de la méditation et de la rencontre avec nos émotions sont bien plus denses et plus bénéfiques. A l'inverse de la drogue, elles nous rendent plus clairs et plus libres. Lorsque nous consommons des stupéfiants, nous avons l'impression de faire plein de découvertes, mais ce n'est qu'un jeu de sensations ; l'effet de la drogue terminé, nous ne pouvons rien en faire, il n'en reste rien. Nous devons choisir le type d'expérience que nous voulons vivre.

L'intérêt de faire des expériences, c'est de s'enrichir, d'y trouver un bienfait. Le problème avec la drogue, c'est qu'elle nous nuit, elle réduit nos capacités. On entend parfois dire : «Je prends un peu de drogue car cela rend mon esprit plus libre.» A bien y regarder, ce n'est pas vrai ; l'esprit reste toujours insatisfait, il est toujours sous l'emprise des émotions, il n'est pas plus libre. Eventuellement, la drogue peut amener à un peu de compréhension, un peu d'ouverture, mais au bout du compte, elle provoque plus de dégâts qu'autre chose.

Le problème avec les drogues c'est qu'elles réduisent nos capacités

L'expérience de l'esprit

L'expérience et la découverte des émotions nous ouvrent en profondeur, elles accroissent nos capacités et nous rendent vraiment libres et autonomes. Elles nous rendent stables. Evidemment, tout cela se passe moins rapidement qu'avec la drogue, ce n'est pas aussi facile, mais c'est accessible.

En tant qu'êtres humains, nous avons un immense potentiel, une grande liberté que nous souhaitons découvrir. La drogue ne peut aider à faire mûrir nos capacités. La détente qu'elle procure ne nous est d'aucun bienfait car nous y perdons notre énergie.

Fausses rencontres

Parfois il est dit également que la drogue permet à un groupe de se forger et aux relations de s'approfondir : nous vivons les mêmes expériences ensemble, buvons et fumons ensemble, et cela nous relie. On en arrive même à penser que, sans la drogue, on ne pourrait pas avoir une relation aussi dense avec les autres. Ce n'est qu'une idée, un préjugé. Les drogues n'aident pas à établir et approfondir des liens. La véritable rencontre avec les autres dépend de notre attitude d'esprit.

Vraie liberté

Au moment où l'on prend de la drogue, on est persuadé de son intérêt mais, sur la durée, elle ne procure pas de véritable ouverture. La rencontre avec nos émotions et leur transformation procure bien plus de bonheur, est bien plus bénéfique. A terme, le résultat est beaucoup plus riche car il mène à une véritable liberté. C'est exactement pareil avec l'alcool. Au début, nous en prenons pour nous détendre, un petit verre lors d'une soirée, ça fait du bien. Mais peu à peu, un verre ne va plus suffire, donc nous passerons à deux, et puis de deux à trois… Donc à long terme cette « détente » artificielle sera plus nocive qu'autre chose.

REGARDER PAR NOUS-MÊMES

Aller au-delà de l'attitude superficielle avec les amis, les professeurs, les autres en général, nous permet de les comprendre ; si nous comprenons leurs intentions, nous pourrons réagir de façon juste. La clef de cette attitude est d'apprendre à regarder l'humain et à le comprendre par nous-mêmes. Une telle compréhension nous donne la liberté de choisir, et cela passe par une exploration et une connaissance de soi.

Regarder les autres est également une clef importante. Ils vont nous montrer comment aborder la vie. Tout ce qui nous entoure, le positif, le négatif, tout ce que font les gens, nous montre les chemins à suivre ou à éviter : l'histoire de cet homme qui, pour affirmer son droit à la liberté, a fait une grève de la faim ; l'histoire de cette femme qui, par générosité, a recueilli trois enfants du tiers monde. Ou encore l'histoire de cet homme qui, par jalousie, a tiré sur toute sa famille ou celle de ce dealer qui, par avidité, a vendu de la drogue à de jeunes enfants… Le monde est une source permanente d'inspiration. Nous devons l'observer sans le juger, ne pas le regarder en termes de bien et de mal mais en termes de créatif ou de destructeur. Nous devenons capables de connaître le monde, de l'explorer sans qu'il nous emporte.

La vigilance et l'attention consciente n'empêchent pas la spontanéité. Si nous ne sommes que spontanés et impulsifs, nous allons être simplement emportés par les circonstances. C'est pour cela qu'il est nécessaire de s'entraîner et d'apprendre à comprendre le fonctionnement de l'esprit. Lorsque nous participons à un repas de famille, il y a parfois peu de spontanéité. Chacun est enfermé dans un rôle, alors que tant de choses seraient à dire, comme ça, pour le plaisir d'échanger des sentiments et des idées, mais nous n'osons pas être spontanés, sous prétexte qu'il faut se « surveiller ».

Lorsque nous étudions, selon le sujet et le devoir demandé, notre spontanéité peut être réduite au minimum. Nous ne pouvons nous dire tout le temps : «je fonce, quoi qu'il arrive!» Il est nécessaire parfois de continuer à réfléchir. L'attitude juste consiste à être spontané tout en gardant la vigilance, à rester naturel avec la conscience de ce que nous faisons.

CHAPITRE V

LA LIBERTÉ

Devenir libre

Si nous regardons autour de nous, les héros de film, les personnages du passé, nos amis, notre entourage, les gens en général, ils ont une manière de faire, une façon d'être qui leur est propre. Certains sont positifs, par contre d'autres sont négatifs et destructeurs. Il y a aussi ceux qui restent au milieu, neutres. Lorsqu'un exemple se présente, nous devons rester lucides et vigilants, ne pas suivre ce qui est négatif et qui provoque des difficultés et de l'insatisfaction. A l'inverse, lorsqu'un exemple peut nous montrer une voie créative et positive, il ne faut pas hésiter à s'en inspirer. Même les tièdes peuvent nous montrer quelque chose. C'est ainsi que nous pouvons donner une direction à notre vie, décider de notre orientation, donner un sens à notre existence : en nous inspirant lucidement du monde qui nous entoure.

L'adolescence est donc un moment d'expérimentation ; nous sommes l'acteur et le spectateur de bien des situations. C'est ici que la pratique de la méditation peut nous aider. La méditation nous permet de trouver en nous les réponses aux questions que nous rencontrons dans la vie. Ce moment de silence et de regard intérieur permet de faire le tri entre toutes les expériences. Méditer, c'est alors distinguer entre ce qui vaut la peine d'être vécu et ce qu'il vaut mieux éviter. Méditer, c'est développer l'esprit de discrimination. Ainsi, avec le temps, la méditation nous permet de voir où nous en sommes.

Quand nous vivons de nouvelles situations, les moments de méditation nous permettent de faire le point sur ce qui est bénéfique ou non. Cela nous permet d'explorer la vie sans être pris au piège des difficultés et de la souffrance. De cette façon, nous pouvons comprendre le sens de ce qui est négatif. Parfois, certaines situations sont amusantes ou intéressantes. Mais au-delà de l'effet immédiat, nous nous rendons compte qu'elles ne sont que distraction. Nous pouvons ensuite voir ce qui est nécessaire, important, et ce qui ne l'est pas. Par exemple, nous pouvons passer une soirée entière à discuter de nos copains d'école avec des amis. Nous débattons de ce que nous aimons et de ce que nous n'aimons pas en eux, dans leur comportement. Après la soirée, nous avons peut-être l'impression d'avoir passé un bon moment à échanger, mais au fil du temps nous allons nous rendre compte que nous nous sommes divertis, mais que ce n'était peut-être ni constructif, ni utile. Pour voir ce qui est positif et négatif, nous nous appuyons sur notre expérience, ainsi que sur des exemples inspirés par les autres. Il n'est donc pas toujours nécessaire de tout expérimenter et de vivre toutes les situations pour s'enrichir et en tirer quelque chose.

Pour le moment, nous ne savons pas trop où nous allons. Il est donc important de comprendre les situations traversées et de voir les conséquences de ce que nous vivons. Nous sommes sans points de référence, sans normes. Nous ne savons pas vraiment ce qui est juste ou ne l'est pas. Souvent, nous pensons que telle ou telle circonstance est banale : parce que c'est notre ami(e) qui agit et que cette façon de faire lui est habituelle, nous en concluons que c'est normal. En fait, bien des gens agissent sous l'emprise de leurs émotions, de leurs habitudes mentales. C'est leur seule norme, leur seule référence. Comme ils ne peuvent s'en défaire, ils se retrouvent prisonniers des circonstances et de leurs propres attitudes. Ils sont alors pris dans les difficultés et la souffrance. Et comme ils ne peuvent prendre la situation en main, ils sont bloqués dans cet état et n'arrivent pas à changer.

Par exemple, nous avons l'habitude de voir notre sœur

s'énerver chaque fois que nous entrons dans sa chambre. Nous en avons conclu que cette attitude fait partie de sa personnalité puisqu'elle se reproduit systématiquement. Or, en y réfléchissant un peu plus, nous nous apercevons qu'elle est prise par son émotion, par son impatience, par sa souffrance. Elle n'est pas libre alors.

Expérimenter la vie ne veut donc pas dire faire tout et n'importe quoi. Ne pas faire quelque chose, c'est aussi une expérience. Si nous évitons certaines attitudes ou activités, du même coup nous évitons les difficultés qu'elles provoquent. C'est dans ce sens que l'on parle d'expérience. Nous avons très envie de vivre un moment d'intimité avec ce copain. Toutefois nous savons qu'il n'est pas toujours très clair. Nous avons entendu dire qu'il se droguait pas mal. Malgré notre désir d'avoir une aventure avec lui, nous décidons de nous en écarter, pour ne pas prendre de risques que nous regretterions par la suite. L'expérience signifie aborder les situations avec conscience, en gardant un esprit clair, cela nous permet d'être libres, de ne pas être prisonniers de l'apparence ni distraits par le superficiel. Nous avons toutes sortes de centres d'intérêt, nous sommes attirés par beaucoup de choses. Certaines sont positives, d'autres le sont moins. Certaines sont créatives, d'autres provoquent de la souffrance. C'est la vigilance, la conscience de ce qui se passe qui va nous permettre d'être libres. Notre capacité à expérimenter le monde de cette façon naît de notre rencontre avec la méditation dans le quotidien. Il s'agit d'une façon de vivre qui nous permet d'être plus clairs et plus libres au fil des jours.

Lorsque nous sommes adolescents, nous ne nous rendons pas compte que nous vivons une période essentielle de notre vie. C'est un moment précieux. Un temps où la vie prend des couleurs. Une période où nous commençons à donner un sens à l'existence, une orientation à notre vie. Nous commençons à nous développer vraiment mais nous avons l'impression que nous dépendons trop des autres, que notre mûrissement sera long, que notre croissance nous échappe. Nous avons la sensation que les autres sont plus expérimentés que nous et que nous ne pourrons commencer à vivre vraiment qu'à l'âge adulte.

Ce n'est pas vrai. L'adolescence est une période tellement dense qu'elle est le moment idéal pour s'enraciner dans la vie et pour expérimenter le monde. Nous pouvons vivre pleinement cette période de l'adolescence. C'est ainsi que, tout naturellement, nous nous préparons à devenir adultes. En fait, il s'agit de préparer l'esprit. Si l'esprit est clair, tout devient facile. Nous pouvons être libres.

Quelle éthique pour quelle liberté ?

a - Comment être libre

Etant donné tout ce que nous avons vu jusqu'à présent, la question qui se pose à nous maintenant est : « comment être libre ? » Pour être libre, l'esprit doit être vaste et ouvert. Nous devons apprendre à être souples face aux situations que nous rencontrons. Un esprit vaste signifie un esprit flexible. Dans les enseignements du Bouddha, le monde est appelé le domaine du possible : le lieu où tout peut prendre place et exister.

Ce qui rend les choses possibles ou non dépend de notre façon de les aborder. Si nous n'acceptons pas les situations et rejetons les circonstances, nous bloquons un courant de vie en nous et fermons la porte à des possibles. Beaucoup de nos difficultés viennent du fait que l'esprit se bloque, qu'il a peur et résiste. Alors, il rejette ce qui lui arrive. Ainsi nous aimerions beaucoup avoir un ordinateur, mais, pour l'instant, nous n'avons pas assez d'argent pour l'acheter et nos parents insistent pour que nous en payions la moitié. Nous commençons à pester, à trouver cette situation injuste. Pour avoir de l'argent, nous pourrions travailler pendant les vacances, mais cela suppose d'en faire la demande à quelqu'un qui nous impressionne. Et nous pestons davantage. En fait, si l'on se détend et que l'on prend son courage à deux mains, il n'est pas si difficile d'aller voir la personne. Il ne s'agit pas de nier nos blocages, de supprimer nos limites, ou d'empêcher les peurs de s'élever. Il s'agit d'apprendre à les voir, à les comprendre, afin de mieux accepter les circonstances et de laisser sa chance à la situation, quelle qu'elle soit.

Cela ne signifie pas qu'il faille faire n'importe quoi. Toutefois, il est bon d'être prêt à faire face à tout type de circonstances. Les rencontrer pour mieux les dépasser. Il n'est possible d'aller au-delà d'une situation et de la transformer que si nous l'acceptons, sans nous bloquer lorsqu'elle se produit. De cette façon, quelle que soit la difficulté ou le problème que nous rencontrons, nous pouvons le dépasser. Pour cela, il faut connaître les différents moyens qui existent. Accepter la situation et utiliser ces moyens nous permettent d'arriver à nos fins et nous donnent une grande liberté.

b - La liberté grâce aux autres

La motivation est importante. Si ce que j'accomplis est bénéfique pour moi et pour les autres, mon attitude est juste. Or, cet état d'esprit est difficile à admettre. Il n'est pas facile d'accepter de faire des choses qui soient bénéfiques et utiles aux autres. Voici que des amis nous appellent pour nous demander un coup de main d'urgence. Seulement, voilà, ce coup de main, c'est pour dimanche et c'est justement le jour où nous avions prévu une sortie au bord de la mer. Et du coup, nous leur disons que nous sommes vraiment désolés mais ce jour-là, c'est vraiment impossible pour nous. Ce n'est pas que nous soyons foncièrement mauvais ou négatifs, mais accomplir le bienfait des autres ne nous est pas spontané. Nous ne pouvons pas nous forcer à agir ainsi. Mais il est important de comprendre qu'en agissant de cette manière, nous aurons plus de liberté. En effet, quoi qu'il arrive, si nous considérons le bien-être des autres, tout devient plus facile à vivre et à comprendre.

Les relations aux autres deviennent moins difficiles, plus légères. Nous savons alors quoi faire et quoi dire. En étant conscients des autres, nous savons ce qui leur est nécessaire. Cela ne peut être ni fabriqué, ni artificiel, ce serait de l'hypocrisie. Ces amis qui nous ont demandé un service, s'ils font appel à nous, c'est qu'ils sont dans le besoin. Nous pouvons alors nous dire que, même si aller à la mer serait vraiment très agréable, rendre le service demandé serait vraiment un soulagement pour eux. Pour être libre, il faut comprendre que les autres sont des êtres humains, dans la même situation que nous. Il devient alors facile de comprendre les autres et ce qui les relie entre eux. Nous cernons comment nous-mêmes entrons en relation avec les autres, comment nous communiquons en tant qu'êtres humains. Si nous possédons cette ouverture d'esprit, traiter nos propres difficultés et faire face à nos problèmes émotionnels sera beaucoup plus facile.

Parfois, les émotions sont tellement perturbatrices que nous n'arrivons plus à comprendre ce qui nous arrive. Mais si nous élargissons notre vision et que nous considérons les autres, nous nous rendons compte que l'émotion s'élève de nos relations avec eux. Nous sommes avec un ami au restaurant, arrivent trois nouveaux clients. A ce moment-là, notre ami et eux se reconnaissent, se saluent, entament la conversation. En deux temps trois mouvements, les voici assis avec nous. Au départ, nous en sommes plutôt contents, puis petit à petit la colère s'élève en nous. Voici que ces gens accaparent toute l'attention de notre ami, en plus ils ont des souvenirs en commun, desquels nous sommes exclus ! Plus le temps passe et plus nous nous fermons, plus la jalousie monte, plus la rancœur s'installe.

Dans un échange, il y a toujours au moins deux individus. Et même si l'émotion qui monte en nous n'est pas la même que celle de notre interlocuteur, ce qui est sûr, c'est que de cette relation s'élèvent les émotions.

En observant les autres et en comprenant que nous avons tous la même nature, que nous sommes tous des êtres humains, avec le même potentiel, nous pouvons en tirer des leçons pour faire face à nos émotions. Chaque individu est une source d'inspiration pour comprendre comment elles fonctionnent.

Toutefois, au bout du compte, il s'agira toujours de regarder nos propres émotions et de les traiter. Il faut être conscient qu'elles existent et des effets qu'elles ont. Nous devons apprendre à les voir s'élever et comprendre les conséquences qu'elles ont sur nous et sur les autres. Sinon, nous restons dans la confusion et l'insatisfaction, et les émotions restent perturbatrices.

Si nous prenons conscience de ce que sont les émotions et comment elles fonctionnent, cela nous donne une grande capacité de développement. Nous devenons alors capables de nous épanouir par nous-mêmes et cela nous donne de la force. Ainsi, même les émotions puissantes peuvent être utilisées, que ce soit dans les relations avec les autres, dans le travail ou simplement avec nous-mêmes.

Par exemple, un ami de classe obtient une bonne note au dernier contrôle. Au départ, nous semblons contents ou indifférents à cette nouvelle. Puis, nous nous rendons compte que nous avions espéré avoir la meilleure note. Et, petit à petit, un sentiment d'injustice va s'installer en nous. Ce sentiment va grandir au fil des heures, et si nous n'y prenons garde, cette jalousie naissante va nous ronger peu à peu. Vue, reconnue, acceptée, cette jaloul'esprit clair

l'esprit clair

l'esprit clair

l'esprit clair

permet une comprehension rapide et une plus

grande liberté

sie, à la longue, va pouvoir être transformée. Etre jaloux n'est alors plus un problème, ce qui l'est c'est de ne pas le voir. Si nous nous y entraînons ainsi maintenant, c'est une façon de faire qui sera acquise pour l'avenir.

Comprenant de mieux en mieux nos émotions, nous sommes de plus en plus libres. Nous nous libérons de la lourdeur de la vie.

La vie, c'est la trame de l'existence faite des relations, des actions, des pensées, des sentiments et des sensations. Parfois, cette trame peut sembler pesante. Toutefois, il est possible de nous en dégager en voyant qu'elle existe, en la comprenant en l'acceptant. Pour cela, nous faisons connaissance avec nous-mêmes et nos émotions. L'acceptation d'une situation donne la capacité de la transformer. C'est là qu'est notre liberté.

c - La liberté grâce aux émotions

Lorsque nous sommes dans l'émotion, nous sommes d'abord un peu surpris et perturbés. Puis, dans un second temps, nous pouvons utiliser l'émotion et les circonstances qui l'entourent pour mieux comprendre ce qui se passe et développer notre capacité à nous transformer. L'émotion devient matériau de transformation.

Tout dépend de nous. Chaque émotion a deux visages. Si nous ignorons l'émotion, si nous n'en sommes pas conscients, alors, elle agit malgré nous. Elle devient source de confusion et de souffrance. Si, par contre, nous la reconnaissons lorsqu'elle s'élève, la situation devient un champ d'expérience, une possibilité de s'enrichir. L'esprit est plus libre.

Par exemple, à la cantine du lycée, un copain de classe nous fait une remarque ironique sur notre tenue vestimentaire, histoire de plaisanter. Nous sourions, continuons de manger et de parler comme si de rien n'était. Or, tout à coup, nous avons une crampe à l'estomac, ou nous avons du mal à retrouver le nom de quelqu'un, ou nous cherchons nos mots en nous sentant confus. En fait, ce qui se passe, c'est que la remarque nous a blessés. Mais nous n'en sommes pas conscients. Nous sommes en colère, mais comme notre colère n'est pas reconnue, elle nous mine de l'intérieur, nous rend confus et nous fait mal. Cette relation devient un champ d'expérience. C'est pour cela que nous disons que l'esprit est alors plus libre.

Nous sommes comme au sommet d'une colline! Nous nous connaissons de mieux en mieux, notre liberté s'accroît. Nous sommes de plus en plus autonomes et à l'aise avec les émotions. Nous acquérons une vision panoramique des situations, nous sommes même conscients des limites chez les autres, ceux qui nous entourent. Cette vision peut être pleine d'inspiration.

Voir le manque de clarté chez les autres nous montre combien il est important d'être conscients, de ne pas se laisser piéger par nos émotions. En fait, il n'y a rien à rejeter ou à rechercher, il suffit juste de voir ce qui se passe à l'intérieur. Nous devons préserver la conscience de ce qui se passe dans l'esprit, c'est-à-dire être à l'écoute et attentifs à ce qui s'élève, surtout sur le plan émotionnel.

Il n'y a aucune technique à mettre en œuvre, il n'y a pas de procédé spécial à utiliser. Il s'agit de regarder, d'observer en nous et autour de nous ce qui se passe dans les situations du quotidien : que ce soit avec les amis, les parents ou les professeurs... Dans chaque rencontre avec l'autre, il y a deux aspects. Il y a d'abord le côté positif, la clarté de l'autre. Ensuite, il y a la confusion dans laquelle il se trouve. S'il est pris par ses émotions et qu'il ne s'en rend pas compte, il croit à tout ce qu'il dit, il n'a pas de recul. Notre frère est vraiment quelqu'un d'agréable, avec qui nous aimons discuter, écouter de la musique, sortir. L'autre jour, nous entrons dans sa chambre et il se met à nous crier dessus. Il prétend que nous sommes toujours en train de le déranger, que c'est toujours pareil, que personne ne le comprend et ne fait attention à lui. En fait, il vient de recevoir une lettre du proviseur qui lui annonce qu'il faut qu'il repasse un examen. Il est furieux et complètement pris par l'émotion. Dans chaque rencontre avec l'autre, qui que ce soit, nous pouvons voir et comprendre ce qui est juste et nous en inspirer. Nous pouvons aussi voir les attitudes qui sont le fruit de la confusion, des émotions, et éviter de faire pareil.

CONCLUSION

C'est dans la vie quotidienne, dans les situations de tous les jours que nous pouvons mûrir. C'est en explorant les circonstances les plus ordinaires, grâce à la vigilance et à l'attention consciente, que nous pouvons, par nous-mêmes, devenir plus libres. Nous arriverons à rire de la situation car rien n'a plus la même importance. Bien sûr, il y aura encore beaucoup de distraction et nous allons encore être piégés par nos émotions, mais tout cela aura moins d'importance, sera moins lourd à porter, nous serons moins pesants et moins sérieux. C'est comme ça qu'il y a plus d'espace pour la liberté.

C'est parce que nous comprenons que la vie est tissée d'émotions et que les relations sont sans cesse émotionnelles que tout devient moins perturbant. La meilleure façon de ne pas se laisser emporter et distraire par les émotions, c'est de les utiliser comme support, de s'en servir pour comprendre et changer.

Utiliser les émotions est un processus naturel. Certaines personnes utilisent des méthodes artificielles

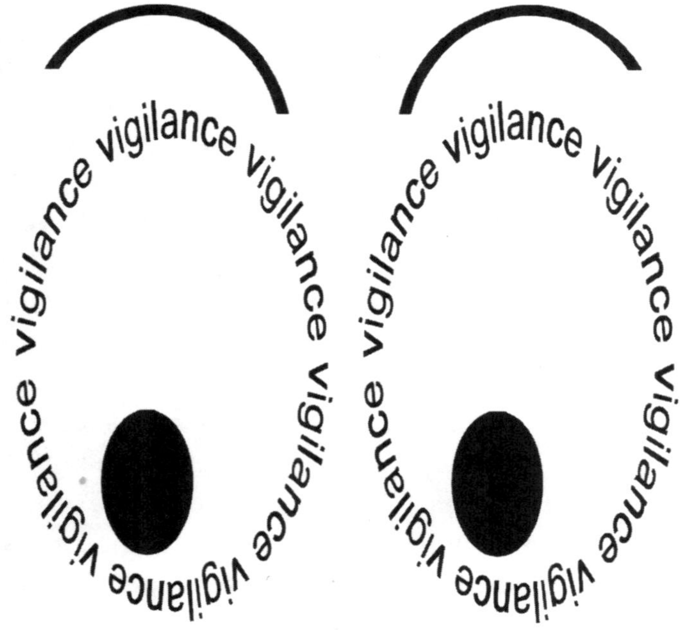
vigilance vigilance vigilance vigilance vigilance vigilance
vigilance vigilance vigilance vigilance vigilance vigilance

pour se détendre. Il existe des méthodes de relaxation ; il y en a même qui utilisent des drogues ou de l'alcool pour se sentir plus détendus. Mais la détente sera alors superficielle et limitée dans le temps. Il n'est pas possible d'aller au cœur du problème et de résoudre nos difficultés de cette manière-là. Ce sont des méthodes fabriquées, qui nous détendent, mais ne résolvent que peu de choses et nous renvoient à la case départ, celle de la confusion et de la souffrance.

Au début, il n'est pas facile de faire face, ni de traiter directement les émotions. Mais avec la pratique, l'entraînement, nous pouvons trouver une véritable détente en profondeur et qui dure. Nous pouvons alors vraiment expérimenter le monde.

L'adolescence est une période de recherche et d'expérimentation. Il faut donc avoir les moyens de goûter le monde sans se faire happer par lui et d'explorer la vie sans se faire manger par elle. C'est cela qui demande de la vigilance, de la présence dans ce que nous faisons. Lorsque nous explorons les différents aspects de la vie, beaucoup de choses peuvent se passer. En nous ouvrant à l'expérience, il s'agit de ne pas se laisser fasciner par son aspect négatif, ni emporter par les causes de la souffrance.

L'adolescent est un être neuf, en développement ; pour lui, tout est encore possible. Il s'agit donc de grandir et de mûrir de façon constructive et juste, que ce soit avec le corps ou avec l'esprit. Si nous trouvons aujourd'hui un mode d'être créatif, nous le préserverons et le développerons dans l'avenir. Cela est valable pour tous, qui que nous soyons. Il serait dommage de ne pas saisir l'occasion d'utiliser la fraîcheur que nous avons maintenant. Nous avons ce vaste potentiel et la capacité de l'utiliser. Il arrive parfois que nous n'utilisions pas ces capacités, ainsi le potentiel n'a pas mûri.

L'adolescence est le point de départ d'un développement qui peut durer toute une vie, une dynamique qui nous mène à toujours plus d'ouverture et de clarté. Pour qu'il en soit ainsi, il nous faut dès maintenant trouver l'attitude juste du corps et de l'esprit. L'adolescence est liée à la fraîcheur. Trouver cette fraîcheur nous permet de la préserver durant toute notre existence.

Table des matières

Si ce livre vous a intéressé et si vous souhaitez en savoir plus, vous pouvez contacter le centre où réside et enseigne Lama Jigmé Rinpoché à :

DHAGPO KAGYU LING
Centre d'Etudes et de Méditation
Landrevie
24290 Saint-Léon-sur-Vézère

Tél : 05 53 50 70 75
Télécopie : 05 53 50 80 54

· · · SAGIM · · ·

Achevé d'imprimer en décembre 1997
sur rotative Variquik par l'imprimerie
SAGIM à Courtry (77)

Imprimé en France

Dépôt légal : décembre 1997
N° d'impression : 2641